Le livre pour arrêter de fumer

ISBN : 978-2-916548-34-0 — ISSN : 1951-770X

Les Éditions DEMETER 13, rue de la Lionne 45000 Orléans

SANTÉ/BIEN-ÊTRE

Christophe et Jean de Bellabre

Le livre pour arrêter de fumer

Les Éditions Demeter

Sommaire

Préambule

Tout ce qui suit est important, et tout l'ouvrage est construit en respectant une logique élaborée et validée au cours des formations que nous dispensons en entreprise. Il est donc important et nécessaire, afin de réussir à atteindre votre objectif, de lire le livre en entier et dans l'ordre.

Ne cherchez pas une solution miraculeuse en allant directement consulter les dernières pages, elle n'existe pas. Si vous ne comprenez pas un passage, relisez-le tranquillement avant de poursuivre votre lecture.

D'une manière générale, ne vous attendez à aucun miracle, seul vous et vous seul pourrez le faire : arrêter de fumer et redevenir un non-fumeur heureux. Même si cette affirmation n'est pas très vendeuse, soyez intimement convaincu que personne d'autre ne peut le faire à votre place.

Évidement, nous n'avons surtout pas la prétention de détenir la vérité en matière d'arrêt du tabac ni de vous apporter une explication scientifique de plus. Nous ne sommes pas des scientifiques et notre seul souhait à travers ce livre, c'est celui de vous donner une explication la plus simple possible, dans un langage accessible, pour que vous puissiez redevenir non-fumeur comme nous l'avons fait nous-mêmes, il y a quelques années. Dans ce livre, nous ne faisons appel qu'à la logique et au bon sens.

En réalité, ce livre se veut être la transcription de notre perception personnelle et de notre propre expérience. Cette transcription est largement enrichie par l'expérience que nous avons retirée des stages que nous organisons en entreprise depuis plusieurs années.

Sachez, et c'est très important, que globalement plus d'un fumeur sur deux réussissent à s'arrêter à la suite de nos stages et qu'ils sont toujours non-fumeurs un an après. Ils sont plus de quatre vingt pour cent, si nous prenons en compte uniquement ceux qui respectent le protocole de notre formation[1]. En effet, et nous le regrettons, une partie (trop importante à nos yeux) des stagiaires abandonne en cours de formation, la plupart du temps parce qu'ils se trompent de motivation. Ils ne nous font pas confiance et ne veulent pas accepter la seule raison pour laquelle il faut arrêter de fumer.

Par rapport aux fumeurs qui participent à nos stages avec leur entreprise, même si vous ne bénéficiez ni du contact direct avec un animateur ni de l'effet de groupe ni de l'assistance après formation, vous jouissez de deux avantages non négligeables : premièrement, vous disposez de tout le temps nécessaire pour lire ce livre alors que le stage ne dure que quatre heures ; deuxièmement, c'est vous qui décidez du moment pour arrêter, alors qu'en entreprise, c'est l'entreprise qui décide de l'organisation du stage.

Alors, sachez profiter de ces avantages et respectez scrupuleusement tout ce qui suit, c'est en grande partie, la clef de votre réussite.

Oubliez immédiatement tout ce que vous savez ou pensez savoir sur le tabac et le sevrage tabagique.

Vous avez bien su faire *confiance* à votre marque de cigarettes préférée, pendant plusieurs années alors qu'elle ne cherchait qu'à vous *empoisonner* ! Aujourd'hui, faites-nous tout simplement confiance.

Lisez ce livre à votre rythme, dans un endroit calme, dans l'ordre des pages, même si parfois nous vous donnons l'impression de nous répéter, n'essayez pas d'aller voir à la fin, vous perdriez du temps... Au cours de cette lecture, vous n'aurez besoin que de vos yeux, de votre cerveau, d'une feuille de papier et d'un crayon.

1. Voir tableau explicatif en annexe page 175.

Faites des pauses, buvez, fumez si vous en ressentez l'envie. Mais soyez heureux et rassuré, dans quelques heures vous serez très probablement redevenu le non-fumeur que vous étiez avant de vous mettre à fumer, et vous serez surpris par la rapidité avec laquelle votre corps récupèrera ses facultés de non-fumeur : goût, odorat, souffle, teint de la peau...
Au fait, pourquoi voulez-vous arrêter de fumer ?
Pour une question de santé ? Pour une question d'argent ? Pour faire plaisir à votre mère, à votre conjoint, à vos enfants ? À votre médecin qui vous supplie d'arrêter avant qu'il ne soit trop tard ? Parce que vous avez déjà contracté une pathologie liée à votre tabagisme ? Parce que vous allez être maman ? Parce que vous allez être papa ? Parce que la loi se durcit et que n'êtes plus libre de fumer là où vous le souhaitez ?
Parce que... ? Parce que... ?
Pour une ou plusieurs de ces raisons ? Pour bien d'autres raisons que nous n'avons pas énumérées ? Ne réfléchissez pas trop sur ces raisons qui ne sont en réalité que des conséquences de l'arrêt du tabac. Ce n'est pas vraiment essentiel, car cet ouvrage va vous apprendre qu'il faut arrêter de fumer pour une seule raison toute simple, que vous ne pouvez pas encore imaginer. Vous savez qu'il faut arrêter de fumer, c'est ça l'essentiel ! Que vous ne sachiez pas pourquoi, à cet instant, n'est vraiment pas important.
Ce livre vous apprendra, également, que vous fumez pour une seule raison et que cette raison est commune à tous les fumeurs.
Ce livre va vous apprendre, encore, que redevenir non-fumeur n'est pas difficile. Il va vous apprendre, aussi, ce qui se passe lorsque vous aurez éteint votre dernière cigarette sans même en avoir forcément conscience que vous fumiez votre dernière cigarette au moment où vous étiez en train de la fumer...
Bonne lecture et bonne vie,

Christophe et Jean de Bellabre

Introduction

« Tel n'en avait jamais pris qui dans les deux ou trois jours s'en fit une habitude si forte, s'y asservit tellement, qu'il se réveillait la nuit exprès pour en prendre, qu'il en prenait en mangeant, en conversant, en marchant, en travaillant, en priant. On le regarda comme le lien de la société, la chose la plus nécessaire qu'il y eût au monde, que dis-je ? On s'étonna comment on avait pu vivre tant de siècles sans tabac, et on s'imagina qu'on cesserait de vivre dès qu'on cesserait d'en user… »[2]

Si nous commençons notre livre par une phrase écrite il y a plus de trois cents ans, ce n'est pas innocent ! C'est pour vous dire que le problème du tabac ne date pas d'hier !

Dès que le tabac est apparu dans nos sociétés occidentales, ramené des Amériques par les marins de Christophe Colomb à la fin du XVe siècle, il a déclenché bien des débats et controverses. Fallait-il l'autoriser ou l'interdire ? Était-il bon pour le corps humain ou dangereux ? L'air de rien, on se pose toujours ces questions aujourd'hui, et ce depuis plus de cinq cents ans… Le but de ce livre, d'une certaine manière, c'est que vous au moins, vous n'ayez plus à vous les poser, ces questions !

Les consommateurs de tabac sont pris au cœur de ces débats et tourmentes depuis cinq siècles, ce qui représente, tout de même, un quart de notre ère. Si vous y réfléchissez un instant, vous comprendrez aisément que cela ne peut être neutre ! Alors, évidemment, pour vous qui voulez arrêter de fumer aujourd'hui, vous êtes sous la pression de ces cinq siècles d'histoire, de ces cinq siècles d'illusions et de manipulations que vous avez entretenues ou plus exactement, qu'on vous a obligées à entretenir

2. Jean-Baptiste Labat : *Voyage aux Isles* (1693-1703).

inconsciemment, nous pourrions même dire de façon subliminale. Si vous ouvrez ce livre aujourd'hui, c'est bien parce que, au plus profond de vous-même, vous avez le sincère désir d'arrêter de fumer, mais que vous ne savez pas comment faire pour y parvenir. C'est bien cela ?

Avec ce livre, non seulement vous allez pouvoir réussir à arrêter de fumer, mais vous allez redevenir un non-fumeur, même si tout naturellement vous pouvez en douter à cet instant.

Mais quelle est la différence entre un fumeur qui arrête de fumer et un non-fumeur ?

Un fumeur qui arrête de fumer va continuer à penser au tabac toute sa vie. Cela vous surprend ? Il va se priver du tabac parce que, en général, il considère que fumer n'est pas bon pour sa santé. Il va en rêver régulièrement la nuit, il lui arrivera même parfois de fumer une cigarette ou un cigare à l'occasion d'une fête... Jusqu'au jour, où, n'y tenant plus (difficile de résister à la frustration bien longtemps), il reprendra la cigarette comme avant. En réalité, il est resté fumeur. Les tabacologues parlent de fumeur abstinent lorsqu'ils parlent d'un fumeur qui a arrêté de fumer. Réjouissant ?

Le non-fumeur, c'est un être humain qui ne pense jamais au tabac, qui n'en rêve jamais, qui ne fume jamais, même pas à l'occasion d'une fête. C'est plus simple et bien plus vivable, n'est-ce pas ?

Sachez que le poids de ces cinq cents ans d'histoire du tabac ne vous aide pas dans votre démarche, bien au contraire, car tout est organisé pour que vous fumiez d'une part, et pour que vous restiez fumeur d'autre part. C'est la mauvaise nouvelle que nous avons l'immense regret de vous annoncer en ce début de livre...

Nous reviendrons d'ailleurs sur les grandes étapes de l'histoire du tabac, un peu plus loin. Vous verrez que c'est extrêmement intéressant et cela vous aidera à mieux comprendre la situation dans laquelle vous vous trouvez aujourd'hui.

Mais nous avons quand même une bonne nouvelle pour vous : redevenir non-fumeur en soi n'est pas un problème, quoique vous puissiez en penser à cet instant. D'ailleurs, soyez logique. Pour vous, le vrai problème, c'est quoi : c'est de rester fumeur ou d'arrêter de fumer ?

Le vrai problème, c'est bien sûr celui de rester fumeur. Arrêter de fumer, c'est la solution. Il est important de ne pas confondre problème et solution !

Soyez détendu, tout va bien se passer : nous allons être vos conseillers en quelque sorte, et vous guider, pas à pas, étape par étape, vers votre objectif final, celui que vous avez choisi librement en ouvrant ce livre.

Donc, adoptez la « zen attitude ».

Vous êtes détendu, vous vous installez le plus confortablement possible dans un fauteuil, dans votre canapé ou sur une chaise devant une table ou un bureau si vous préférez... Là où vous vous sentez le mieux... Ayez quelques feuilles de papier et un stylo à côté de vous pour le cas où vous en auriez besoin. Vous faites abstraction des bruits extérieurs, vous allez faire un parcours qui va vous permettre de redécouvrir des sensations oubliées depuis longtemps. Vous n'aurez mal nulle part.

Gardez vos cigarettes à disposition, fumez si vous en ressentez l'envie, ne luttez pas contre l'envie. Si vous avez soif, ne vous gênez pas, faites comme chez vous, allez vous servir un verre d'eau, de jus de fruit, un café...

Vous ferez, très probablement, plusieurs pauses au cours de cette lecture. C'est simplement vous qui décidez en fonction de votre environnement familial ou autre, mais nous vous conseillons de les faire les plus courtes possible, sans pour autant vous angoisser. Au moment de vos pauses, marquez la page et ouvrez votre livre à nouveau lorsque le moment redevient propice et que vous pourrez vous y consacrer dans le calme.

Dans la mesure du possible, essayez de ne pas vous précipiter sur votre téléphone ou votre e-mail pendant ces pauses ou sur des obligations dites « stressantes » : restez dans le livre concentré sur votre objectif final. Si vous en avez la possibilité, oubliez donc tous ces moyens de communication ; nous insistons beaucoup sur ce point. C'est une règle du jeu très importante et nous vous demandons de bien la respecter. Êtes-vous capable de vivre sans téléphone pendant quelques heures ? Si vous avez un portable, éteignez-le. Si votre fixe de la maison dispose d'un répondeur, activez-le !

Vous pourrez finir votre parcours par une courte relaxation, car l'air de rien, vous allez vivre un sacré décalage. Cela sera simplement une invitation au relâchement afin d'évacuer les dernières tensions qui pourraient subsister en vous et, surtout, sentir votre corps revivre.

Tout au long de ces pages, nous allons analyser les causes qui vous ont poussé à allumer un jour votre première cigarette, et nous allons, aussi, apporter une réponse à trois questions essentielles :

1 – Quelle est la seule et unique raison pour laquelle vous fumez ? (Et vous découvrirez, aussi, pourquoi vous croyez qu'arrêter de fumer est si difficile.)

2 – Quelle est la seule et unique raison qui vous permet physiquement de fumer ?

3 – Quelle est la seule et unique raison pour laquelle vous devez redevenir non-fumeur ?

Bientôt, vous allez trouver la réponse à ces trois questions essentielles. Vous allez aussi vous rendre compte que ce qui est important ce n'est pas tellement le tabac, mais ce que vous en pensez. Et quand vous aurez compris pourquoi vous en pensez ce que vous en pensez, redevenir non-fumeur sera parfaitement naturel pour vous, même si cela pourra, éventuellement, vous demander quelques petits efforts (on n'a rien sans rien), mais vous avez toujours le goût de l'effort... Êtes-vous prêt à vous

donner les moyens pour réussir ? Jusqu'où êtes-vous prêt à aller pour réussir ?
Vous allez aussi vous rendre compte de l'énormité des mensonges qu'on nous débite à longueur de journée à propos du tabac. Et, comme on dit, plus le mensonge est gros plus il a de chance de passer. Et effectivement, il passe remarquablement bien, le mensonge. Vous en êtes la preuve vivante !
Les plus de vingt mille nouveaux fumeurs[3] qui apparaissent chaque mois en France (pour ne parler égoïstement que de notre pays) sont les preuves vivantes supplémentaires qui confirment que le « marché » est bigrement bien organisé. D'ailleurs, vos difficultés à redevenir non-fumeur viennent de là : tout repose sur un système que vous subissez et que vous entretenez bien malgré vous.
Aujourd'hui, nous allons bousculer beaucoup d'idées reçues. Vous allez voir, un vrai jeu de quilles ! Et ce n'est pas toujours très agréable de s'apercevoir que l'on s'est fait « rouler » pendant des années. Le seul moyen de réussir, pour vous, est d'accepter d'ouvrir les yeux et de regarder la réalité en face. Il faut absolument que vous nous fassiez confiance (nous sommes là pour vous aider et nullement pour vous empoisonner) et que vous acceptiez de regarder la réalité en face.
Que vous soyez un homme, une femme, enceinte ou pas, jeune ou moins jeune, riche ou pauvre,... vous êtes fumeur ! Que vous fumiez la cigarette, la pipe, le cigare, la chicha,... vous êtes fumeur ! Vous chiquez, vous prisez,... vous êtes toujours fumeur ! Vous fumez pour la même raison que tous les autres fumeurs et vous devez arrêter pour une seule raison...
Alors, êtes-vous prêt à réussir ?

3. GISME : résumé des faits marquants 2002.

Valider votre objectif

Acceptez-vous de vous donner les moyens pour réussir ? Si votre réponse à cette question est NON, fermez ce livre immédiatement et vaquez à vos occupations pendant que vous le pouvez encore... Si votre réponse à cette question est OUI, vous venez de bâtir les fondations de votre réussite et nous vous invitons à poursuivre votre lecture.

Pour réussir dans ce que nous entreprenons, que ce soit avec le tabac ou tout autre sujet, vous serez d'accord avec nous pour dire qu'il ne faut se tromper ni sur son objectif, ni sur ses motivations pour atteindre son objectif.
La première chose sur laquelle vous devez être bien d'accord avec vous-même, c'est sur votre objectif. Ce sera l'objet de ce premier chapitre. Vous allez voir que notre question n'est pas innocente du tout.
Quel est votre objectif aujourd'hui ?
Est-il d'arrêter de fumer ou de redevenir non-fumeur ? Parce qu'il existe une différence ? Première nouvelle ! C'est quoi, la différence ?
Nous avons abordé ce point, très rapidement, dans l'introduction. Regardons cette notion d'un peu plus près. Prenons le temps d'y réfléchir quelques instants, même si nous y reviendrons encore plus longuement.
Quand un fumeur dit *« Je veux arrêter de fumer »*, et écrivez-nous si nous nous trompons, il se dit qu'il faut qu'il arrête de fumer pour des tas de raisons, mais que cela le contrarie énormément,

parce que finalement, il aime bien fumer ou qu'il ne s'imagine pas vivre sans fumer. C'est même peut-être votre cas, à cet instant ?

À aucun moment, dans l'optique d'arrêter de fumer, vous ne vous posez la question de savoir pourquoi vous fumez. Vous ne remettez jamais en cause, non plus, votre vision de la cigarette. De plus, le fumeur qui a cette approche veut en règle générale arrêter de fumer pour préserver sa santé, sa famille ou son porte-monnaie. Ce sont les raisons les plus fréquemment évoquées et il est très probable, également, qu'elles le soient par vous-même.

Vous voulez arrêter de fumer parce que le tabac vous ruine la santé comme le porte-monnaie... Ou pour d'autres raisons qui vous sont plus personnelles.

Êtes-vous toujours d'accord avec nous ?

D'ailleurs tout bon ouvrage traitant du sujet, tout bon site Internet, tout bon médecin, tout bon pharmacien,... vous conseillera de prendre une page blanche, d'y noter, et dans l'ordre d'importance (s'il vous plaît !), les raisons qui vous motivent à arrêter de fumer, ce qui va vous motiver à passer à l'acte. Peut-être l'avez-vous déjà fait en préparation à de précédentes tentatives ? Eh bien ! nous allons vous mettre à l'aise tout de suite : si vous voulez arrêter de fumer pour votre santé, votre famille ou votre porte-monnaie, vous faites fausse route et nous sommes désolés de devoir vous annoncer que vous avez très peu de chance de réussir. Nous en voulons pour preuve d'ailleurs, que si vous avez ouvert ce livre et que vous avez déjà essayé d'arrêter de fumer, c'est bien que vous n'avez pas réussi !

C'est la première erreur des autres approches. Pourquoi ? Parce que les risques pour votre santé, votre famille, votre porte-monnaie ne sont que de simples conséquences de votre tabagisme. En aucun cas, vous ne vous êtes mis à fumer pour ces

« raisons ». En aucun cas, vous continuez à fumer pour ces « raisons ». Car, même si vous êtes dans l'erreur, vous n'avez pas l'esprit dérangé au point de fumer pour attraper une maladie, voire vous tuer et/ou pour vider votre compte en banque. Ce qui veut dire que cela ne peut être en aucun cas, les « raisons » pour lesquelles vous devez arrêter.

Les soi-disant raisons invoquées pour arrêter de fumer ne sont en réalité que des conséquences de votre tabagisme.

Donc, arrêter de fumer pour les conséquences du tabac n'est pas la bonne approche ; elle est très sûrement vouée à l'échec, comme pour vos éventuelles tentatives précédentes. Vraiment, faites-nous plaisir ! Donnez-vous les moyens de réussir, sans attendre, en oubliant immédiatement tout ce que savez ou pensez savoir sur le tabac...

Une autre soi-disant raison, pour motiver votre arrêt, est celle d'arrêter pour faire plaisir à quelqu'un, à votre conjoint, parce qu'un enfant va naître,... En aucun cas, vous ne vous êtes mis à fumer et vous ne continuez à fumer pour faire plaisir à ce quelqu'un. En aucun cas, vous ne réussirez pour ce quelqu'un. C'est, peut-être même, la pire des motivations, car l'échec serait double : vous serez en échec et, en plus, vous serez blessé dans votre amour propre. Il n'y a que vous qui puissiez réussir, vous seul et uniquement pour vous. Vous fumiez pour vous et vous redeviendrez non-fumeur pour vous. Simplifiez-vous votre objectif en ne rajoutant pas d'inutiles complications.

La seule et unique raison, la seule logique et de bon sens, pour laquelle vous devez arrêter de fumer, c'est que fumer… est un comportement à risque, un acte antinature qui ne peut rien vous apporter de bon ! L'homme n'est pas du tout *programmé* pour fonctionner avec du tabac.

Comme tous les autres comportements à risque, fumer ne vous apporte strictement rien, pas plus que jeter un mégot n'apporte quelque chose à la nature (un mégot polluant 500 litres d'eau et un filtre mettant jusqu'à douze ans pour être « digéré » !). Cela vous paraît trop simple pour être vrai ?... Vous n'êtes surtout pas obligé de nous croire à ce stade même si au fond de vous-même, vous savez que si nous n'avons peut-être pas tout à fait raison, nous n'avons pas tort non plus.

Croire que fumer vous apporte quelque chose est le plus beau mensonge que vous entretenez plus ou moins consciemment.

Si nous résumons, « arrêter de fumer » veut dire arrêter de faire quelque chose qu'on aime bien faire, se priver de quelque chose qu'on aime bien. Cela a donc un aspect très négatif car personne n'aime se priver, vous comme nous. Cela peut même être compris comme une punition. Alors que « redevenir non-fumeur » signifie revenir à votre état naturel, celui que vous connaissiez avant de devenir fumeur, en changeant radicalement de vision et en acceptant de voir la cigarette telle qu'elle est réellement, ce qui n'a strictement rien à voir.

C'est bien pour cela que nous disons souvent qu'arrêter de fumer, c'est difficile parce que c'est faire un sacrifice. Alors que redevenir non-fumeur, c'est plutôt facile parce que c'est retrouver notre état naturel, même s'il a été un peu oublié pendant quelque temps.

Même si à ce stade de votre lecture, vous n'avez pas tous les éléments en main pour saisir parfaitement la différence entre les deux, retenez bien le point essentiel de ce chapitre : pour réussir, vous devez comprendre pourquoi vous fumez, et quand vous aurez accepté la seule et unique raison pour laquelle vous fumez, il vous semblera évident et naturel de redevenir non-fumeur.

Aujourd'hui, pour atteindre cet objectif, et profiter au mieux de cette lecture, nous vous demandons simplement de ne pas lutter contre ce que vous lisez.

Nous vous rappelons que vous et nous ne sommes pas des adversaires, nous ne sommes pas en compétition. Nous ne sommes pas là pour vous convaincre absolument... Nous avons écrit ce livre pour vous aider à redevenir non-fumeur et il est le simple reflet de nos propres perceptions et analyses, celles qui nous ont permis de redevenir non-fumeur nous-mêmes, il y a quelques années déjà.

Tout ce que nous abordons est le résultat d'observations et vous verrez que tout est basé sur le bon sens et sur notre expérience, mais aussi sur celle de milliers de fumeurs qui ont participé à nos formations. D'ailleurs, vous aurez certainement l'impression que nous ne faisons qu'enfoncer des portes ouvertes. C'est sûrement vrai car on nous dit assez souvent : *« En quelque sorte, vous êtes des enfonceurs de portes ouvertes ! »*.

En tout cas, il n'y a ni tour de passe-passe ni miracle à espérer. Juste une réalité à comprendre et, surtout, à accepter.

Donc, non seulement ne luttez pas contre ce que vous lisez, mais pensez aussi qu'il est possible d'évoluer dans nos comportements sans difficulté particulière et que vous en êtes parfaitement capable, quoique vous puissiez penser à cet instant.

Vous et nous avons fait dans notre vie des choses bien plus difficiles qu'arrêter de fumer. Redevenir non-fumeur en consacrant quelques heures à lire un livre, c'est carrément possible ! Nous vous expliquerons pourquoi certaines personnes ne réussissent pas à arrêter de fumer avec nous. En général, ce sont des fumeurs qui n'acceptent pas de remettre en cause leur vision du tabac et qui restent sur leur position. Elles gardent les yeux fermés (ce qui est assez gênant pour lire !). Nous y reviendrons, car, même si nous obtenons de très bons résultats (voir le préambule), nous avons évidemment des échecs.

Ouvrez les yeux (c'est plus pratique pour lire !) et mettez-vous donc dans l'état d'esprit où vous allez atteindre votre objectif. Ayez confiance en vous et soyez certain de votre réussite. Aujourd'hui, vous êtes « accro » à la cigarette, demain vous serez « accro » à la vie.

Réussir n'est pas bien sorcier et il n'y a aucun inconvénient ni désagrément à le faire. Si on peut tomber malade en fumant, on ne tombe pas malade en arrêtant de fumer. En redevant non-fumeur, on ne ressent aucune douleur, on ne se prive de rien...
C'est cela qui est important : soyez certain de votre réussite, commencez même déjà à vous imaginer non-fumeur et surtout au plaisir que vous allez en retirer.
Donc commencez à vous imaginer non-fumeur...
Le téléphone sonne, même plus besoin d'allumer une cigarette. J'ai besoin de me concentrer, même plus besoin d'allumer une cigarette. J'ai un souci, même plus besoin d'allumer une cigarette. Je suis chez des amis, même plus besoin d'aller sur le balcon pour allumer une cigarette. J'ai plus de cigarette et c'est dimanche soir, même plus besoin de faire la queue au dernier tabac ouvert... Votre vie devient vraiment plus simple parce que, tout simplement, vous vivez à nouveau normalement, comme la majorité des humains, sans fumer !
En plus, en redevenant non-fumeur, tout votre entourage en profite immédiatement. Vous vouliez lui faire plaisir ? Non seulement, vous lui faites plaisir, mais vous vous faites plaisir à vous, avant tout !
Faire plaisir aux autres, devient la simple conséquence de votre propre plaisir.

Le risque est un triangle[4]

Acceptez-vous l'idée que votre objectif est bien celui de redevenir non-fumeur ? Si votre réponse à cette question est NON, fermez ce livre immédiatement et vaquez à vos occupations pendant que vous le pouvez encore... Si votre réponse à cette question est OUI, nous vous invitons à poursuivre votre lecture.

Le fumeur n'est pas un malade et fumer n'a jamais été une maladie. C'est la deuxième erreur des approches classiques d'arrêt du tabac. Fumer est tout simplement un comportement à risque. On peut dire aussi : conduite à risque.
Qu'est-ce qu'un comportement à risque ?
Un comportement à risque désigne une pratique mettant en danger l'intégrité psychique et physique de soi-même et/ou d'autrui. Le tabagisme est donc bien un comportement à risque !
Quel est le mécanisme d'un tel comportement ?
Peut-être le savez-vous ou peut-être allez-vous l'apprendre : pour qu'un feu se déclenche, il faut que trois éléments soient réunis en même temps. C'est ce que les pompiers appellent *« le triangle du feu »*.
Pour vous aider à bien comprendre cette première étape, prenez une feuille de papier dans le sens de la longueur et dessinez au milieu et à droite, sur un tiers de la hauteur pour laisser de la place au-dessus et en-dessous, un beau triangle équilatéral la pointe en haut, comme dans l'exemple ci-après.

4. Concept pédagogique ayant fait l'objet d'un fascicule : *Le risque est un triangle.* © Humanis Solutions – 2007.

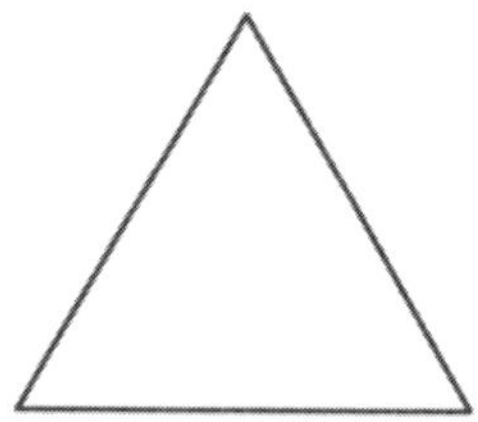

Pour qu'un feu s'allume, donc, il nous faut trois éléments : un combustible, un comburant (l'oxygène contenu dans l'air, en règle générale) et enfin, une élévation de la température suffisante pour que le mélange [combustible + oxygène] s'enflamme.

Reprenez votre triangle et placez-y les trois éléments : [combustible] sous l'angle gauche, [comburant] sous l'angle droit et [chaleur] au-dessus du sommet.

Vous pouvez chercher longtemps, vous pouvez prendre le problème dans n'importe quel sens, mais pour éteindre un feu, il n'y a qu'une seule et unique solution définitive : il suffit de supprimer l'un des trois éléments.

Ne remettez pas de bois dans le poêle et le feu s'éteindra. Fermez le tirage du poêle et là aussi, le feu s'éteindra. Refroidissez le feu en l'arrosant d'eau et le feu s'éteindra là encore.

Dans la plupart des cas d'ailleurs, les pompiers utilisent cette dernière option : ils arrosent le feu pour en abaisser la température, supprimant ainsi la source de chaleur.

Pourquoi utilisent-ils cette option ? Eh bien ! tout simplement parce qu'il est quasiment impossible, dans la majorité des incendies, de supprimer les autres éléments. Il cst en effet impossible d'éliminer tous les combustibles et impossible d'éliminer l'oxygène de l'air. Imaginez-vous les pompiers du sud

de la France obligés de raser toutes les forêts pour éliminer le combustible ou de pomper tout l'oxygène pour étouffer les incendies ?
Même si l'objectif de ce livre n'est pas de vous faire un cours complet sur le triangle du feu, amusez-vous à trouver d'autres exemples et vous constaterez que le principe du triangle du feu s'applique à toutes les combustions. Par exemple, le moteur à essence de votre tondeuse : coupez l'arrivée d'essence, bouchez le filtre à air ou enlevez le fil de la bougie, et le moteur ne pourra pas démarrer ou s'arrêtera de fonctionner.
Supprimez une seule des trois conditions et aucune combustion ne peut exister. Retenez bien ce principe, c'est primordial pour la suite, vous êtes en train de construire votre réussite. Vous allez être votre propre pompier ! Rappelez-vous ce que nous écrivions au début : *« Il n'y a que vous qui pouvez le faire »*.
Figurez-vous que ce qui est vrai pour le feu est vrai aussi pour tous les types de comportements à risque. Nous avons pensé à faire cette comparaison, au cours d'un de nos *brainstormings*.
Pour la petite histoire, sachez que nous avons longtemps cherché une explication simple et rationnelle permettant de comprendre pourquoi un risque survenait. Toutes les explications que nous pouvions trouver ne nous satisfaisaient pas, car elles s'appliquaient à chaque fois à un seul comportement à risques. Par exemple, l'alcoolique boit parce qu'il a des problèmes familiaux ; le fumeur fume parce qu'il est dépendant ou encore l'automobiliste a eu un accident parce qu'il pleuvait,… comme s'il y avait à chaque fois et pour chaque comportement à risques un facteur externe spécifique que certain désigne comme une fatalité.
Nous avons tourné autour de cette question essentielle pendant longtemps jusqu'à ce que nous nous rendions compte que, pour qu'un risque survienne, il fallait trois éléments. Et c'est à partir de là que nous avons fait l'analogie avec le triangle du feu.
Pour le sujet de ce livre, l'outil qui va tenir lieu de combustible,

c'est évidemment le tabac, sous toutes ses formes de consommation. Complétez votre schéma, en inscrivant le mot [tabac] sous le mot [combustible].
Pour fumer, il nous faut être dans une situation particulière qui va jouer le rôle de comburant. Et dans quelles situations fume un fumeur ? Il fume dans des moments de plaisir, de stress, à la pause café, dans les moments de convivialité, dans les bons moments, dans les mauvais moments, etc.
En général d'ailleurs, au cours de nos stages, il y a très souvent un participant qui fait remarquer que le fumeur fume tout le temps ! Il n'a pas vraiment tort.
Complétez votre schéma en inscrivant sous le mot [comburant], le mot [situation]. En dessous de ce dernier, réfléchissez et indiquez tous les mots résumant les situations à l'occasion desquelles vous allumez une cigarette.
Cela représente un petit travail et nous nous en excusons, mais sachant que c'est quand même pour la bonne cause...
Beaucoup de nos lecteurs fumeurs vont vite s'apercevoir qu'en réalité ils fument très souvent et à la moindre occasion, c'est-à-dire pratiquement tout le temps...
Regardons ces situations de plus près. Ne seraient-elles pas, tout simplement, toutes les situations que tous les êtres humains rencontrent quotidiennement au cours de leur existence, qu'ils soient fumeurs ou non ? Réfléchissez, par exemple : il n'y a pas que les fumeurs qui boivent un café, qui ont besoin de se concentrer, qui reçoivent une mauvaise nouvelle, et la liste n'est pas exhaustive. Dans tous ces moments-là, que font les fumeurs ? Ils allument une cigarette. Que font les non-fumeurs ? Rien, ils n'allument jamais de cigarette !
Vous allez, peut-être, vous considérer comme un petit fumeur ou comme un fumeur occasionnel. Si c'est votre cas, considérez-vous comme fumeur et n'essayez surtout pas de modérer nos explications en fonction de votre idée. À notre

avis, il n'y a pas de petit ou grand fumeur, on est fumeur ou on ne l'est pas. Comme tous les fumeurs, vous fumez et nous vous expliquerons dans un prochain chapitre, en abordant la notion de l'accoutumance, pour quelle raison votre consommation est moindre que la moyenne des autres fumeurs.

Maintenant, vous savez que pour fumer, il faut avoir du tabac et être dans une situation particulière. Mais cela ne suffit pas, car autrement, tout le monde fumerait, il n'y aurait, donc, que des fumeurs. De la naissance à la mort, tout le monde fumerait !

Donc, il nous faut le troisième élément qui va servir de source de [chaleur], de déclencheur et qui va faire la différence, et que nous appellerons : l'intox.

Au sommet de votre triangle, dessinez un petit cercle puis inscrivez dedans le mot [INTOX].

L'intox, c'est la fausse information que nous avons reçue et que nous cultivons consciemment et inconsciemment. L'intox, c'est la fausse information qui nous parasite l'esprit et qui, par conséquence, nous empêche de voir la réalité en face. C'est pour cette raison que nous avons tout naturellement inclus ce dernier élément dans un cercle symbolisant notre tête.

Donc, pour qu'un être humain fume, il faut que ces trois éléments soient réunis. Pour qu'un être humain devienne un fumeur et qu'il fume, il faut qu'il ait du tabac, qu'il soit dans une situation soi-disant propice et enfin qu'il soit convaincu, qu'il soit persuadé que la cigarette lui amène quelque chose de positif. C'est l'intox qui différencie le fumeur du non-fumeur.

Comme pour le feu, et comme pour tous les comportements à risque, si vous supprimez l'un des trois éléments du triangle, le risque ne peut pas exister ou cesse d'exister. Dans le cas du tabagisme, si vous supprimer l'un des trois éléments du triangle [tabac], [situation], [intox], l'être humain ne peut pas fumer ou s'arrête de fumer.

Ce que nous venons d'aborder là est très important, et si vous n'êtes

pas d'accord avec nous à 1 000 %, fermez ce livre tout de suite ! Réfléchissez trente secondes et soyez honnête…
Si au moment du café le fumeur pense que la cigarette avec le café est le plus grand plaisir du monde et qu'il n'a pas de tabac, il ne pourra pas fumer, vous êtes bien d'accord ? Et ce, quoiqu'il pense.
Vous allez nous dire, et cela a probablement été votre cas au moins une fois au cours de votre vie de fumeur, que le fumeur en manque est capable de faire presque n'importe quoi pour se procurer sa dose et, ce, à n'importe quel prix : traverser le département ; taper des fumeurs inconnus dans la rue ; rechercher tous les mégots qui peuvent traîner... Mais tant qu'il n'a pas de tabac, tout fumeur qu'il est, et malgré le fait que ce soit l'heure du café, il ne pourra pas fumer. Vous êtes toujours bien d'accord avec cette évidence ? Comprenez-vous bien la logique du triangle du fumeur ?
L'intox, ce sont toutes les idées reçues que nous entretenons par rapport à ce que nous pensons. Dans le cadre du tabac, c'est ce que nous pensons de la cigarette : la cigarette nous détend, nous soulage du stress, nous procure du plaisir, nous aide à passer les mauvais moments, nous permet de nous concentrer, de travailler plus vite, etc. Mais d'où nous viennent toutes ces idées ?
Soyez clair ! Les non-fumeurs n'auraient-ils pas besoin de se détendre, ne seraient-ils pas soumis au stress, n'auraient-ils pas besoin de plaisir, ne vivraient-ils pas de mauvais moments, n'auraient-ils pas besoin de se concentrer, de travailler plus vite, etc. ?
Tous les fumeurs qui nous lisent auraient plusieurs anecdotes à nous raconter à propos de ce qu'ils pensent de la cigarette, s'ils pouvaient s'exprimer dans ces pages. Vous-même, vous devez en avoir plusieurs qui vous viennent à l'esprit tout comme à nous-mêmes.
Nous en retenons une ici qui est revenue à l'esprit de Jean en

écrivant ce livre : « *Moi, je me souviens, quand j'ai commencé à fumer, j'achetais des JPS. Pourquoi des J.P.S. ? D'abord parce que la plupart des autres fumeurs achetaient des Marlboro et que je ne voulais pas faire comme tout le monde. Les lettres et les armoiries dorées sur les paquets noirs des J.P.S., ça faisait quand même beaucoup plus chic que l'image du cow-boy qui collait aux Marlboro ! – Tout ça était complètement idiot et ridicule en soi, puisque finalement, je faisais la même chose que tous les autres fumeurs, je fumais. – Et ensuite, parce qu'à l'époque, J.P.S. sponsorisait l'écurie de formule 1 LOTUS et que j'admirais son propriétaire, Colin Chapman. Je pensais que c'était un grand bonhomme. Et comme en plus, à cette époque-là, les Lotus gagnaient souvent des courses, quand on me demandait pourquoi je fumais cette marque, je répondais, très fier de moi et avec beaucoup d'assurance : je fume les cigarettes qui gagnent !* » « *Et le pire, c'est qu'il était totalement convaincu de ce qu'il disait* » confirme son frère, Christophe.

Ce n'était ni le tabac, ni les situations qui ont poussé Jean à fumer, tout comme vous, mais juste ce qu'il pensait, tout comme vous. Jean était complètement intoxiqué... par l'intox, si on peut dire !

Maintenant, que pouvons-nous faire ? Sur quoi pouvons-nous réellement agir ? Et que cela soit vraiment définitif, pour toujours.

Vous serez d'accord avec nous pour dire qu'il y aura toujours du tabac, le tabac étant une plante qui pousse dans la nature, même en France. De plus, vous passerez toujours devant des bureaux de tabac et vous avez certainement des fumeurs dans votre entourage, dans votre famille, parmi vos amis ou vos collègues. Qu'est-ce que cela veut dire : cela veut dire que sur cet élément-là, ni vous ni nous n'avons de prise pour agir. Comprenez bien ce que nous voulons dire ? Nous ne pouvons pas éviter de voir ou de tomber sur des paquets de cigarettes. Face au tabac, nous sommes comme les pompiers face aux incendies, qui ne peuvent supprimer tous les combustibles de la Terre, nous

n'avons absolument aucune prise sur l'élément [outil].
D'ailleurs nous-mêmes, nous sommes non-fumeurs depuis plusieurs années ; notre travail est de côtoyer quotidiennement des dizaines de fumeurs ; nous avons des centaines de paquets de cigarettes (plus ou moins pleins) exposés dans un container en plexiglas au bureau et pour autant nous ne fumons pas. Tous les non-fumeurs de la planète qui sont également amenés à côtoyer le tabac au quotidien, ne fument pas, eux non plus.
L'élément [tabac] serait-il uniquement visible par les fumeurs ? Les non-fumeurs seraient-ils tous aveugles ? Bizarre, vous ne trouvez pas ?
C'est la même chose pour les situations. Les situations pendant lesquelles un fumeur fume, si vous y réfléchissez deux secondes, n'ont rien de particulier et ne sont en réalité que les situations de la vie.
Fumeurs comme non-fumeurs vivent des moments de plaisir, de stress, vous continuerez à boire du café ou à partager des moments de convivialité, à vivre des bons et des mauvais moments. Il y a des périodes agréables, faciles et puis il y a aussi des périodes moins agréables et difficiles, des périodes qu'on aurait aimées ne pas connaître, des galères... Des vacances de rêves et des fins de mois dès le cinq avec un banquier qui ne vous lâche plus... Des voitures qui marchent et des voitures en panne... Des enfants en pleine forme, sans soucis, et des enfants malades avec personne pour les garder alors qu'il faut aller au boulot... Vous serez convié à des mariages, mais vous serez aussi amené à assister à des obsèques.
Vous ne pouvez pas changer les situations de la vie, toutes ces situations que rencontre chaque être humain au cours de son existence. On naît, on vit (on espère le plus longtemps possible et dans les meilleures conditions), on meurt. Sur cet élément-là, [situation], nous n'avons non plus aucune prise pour agir. Exactement comme les pompiers qui ne peuvent pas supprimer tout le

comburant, c'est-à-dire l'oxygène contenu dans l'air qui nous entoure. On peut, bien sûr, éviter une situation particulière à un moment donné, mais on ne peut toutes les éviter. Tout comme les pompiers qui vont pouvoir étouffer (priver d'oxygène) un feu très spécifique, comme par exemple le feu de friteuse avec une simple serpillière humide.
L'élément [situation] serait-il un privilège réservé au fumeur ? Les non-fumeurs seraient-ils exclus de la vie ? Bizarre, ne trouvez-vous pas ?
Nous pouvons donc en conclure qu'il ne reste plus qu'un seul élément sur lequel nous puissions vraiment agir. Que ce seul élément, vous l'avez deviné par déduction si vous suivez bien notre raisonnement, c'est [l'intox]. C'est la seule possibilité et c'est votre seule chance. Et pour une fois la chance est avec vous... Même si vous êtes convaincu que vous n'avez jamais de chance !
L'intox, c'est ce que nous pensons de la cigarette. C'est le seul élément que nous pouvons supprimer, et cet élément-là, nous pouvons vraiment le supprimer. Nous en avons même la totale maîtrise, si nous voulons bien ouvrir les yeux. Heureusement ! Car, et c'est cela votre chance, votre cerveau n'appartient à personne d'autre qu'à vous-même. Il vous appartient intégralement et vous pouvez en avoir la maîtrise totale.
En supprimant l'intox, vous supprimez un élément du triangle du risque et vous sortez du risque. En fait, vous supprimez même le seul élément que vous pouvez supprimer réellement et, par cette action, vous n'avez plus besoin de fumer puisque vous vous retrouvez immédiatement dans la même configuration que tous les non-fumeurs : il y a un paquet de cigarettes sur la table et c'est l'heure du café, pour autant vous n'aurez aucune envie de fumer, comme tous les autres non-fumeurs. Deux conditions [outil + situation] sont bien réunies, mais ce n'est pas suffisant pour fumer, il manque la troisième [l'intox].
À ce stade de votre lecture, vous pouvez donc convenir que : la

seule différence entre le fumeur et le non-fumeur, c'est l'intox. Regardez bien votre schéma. Sur le principe, êtes-vous bien d'accord avec cette conclusion ?
Tout ce que vous avez à faire, finalement, c'est de comprendre l'origine de votre comportement actuel, d'en accepter l'analyse afin de pouvoir évoluer vers un autre comportement, pas à risque celui-là.
Nous ne vous avons pas encore beaucoup parlé de la cigarette et du tabac et pourtant vous progressez déjà vers la solution définitive.
Depuis quelque temps, nous vous parlons de l'intox et vous avez compris que c'est sur cet élément qu'il faut agir pour redevenir définitivement un non-fumeur... Mais d'où vient l'intox ? Comment fait-on pour s'en débarrasser ?
C'est bien ! Vous êtes pressé de redevenir non-fumeur. Un peu de patience, ne confondez pas vitesse et précipitation. Nous y arrivons.

Un paradigme bien mal planté !

Acceptez-vous l'idée que l'intox est la seule différence entre le fumeur et le non-fumeur ? Si votre réponse à cette question est NON, fermez ce livre immédiatement et vaquez à vos occupations pendant que vous le pouvez encore... Si votre réponse à cette question est OUI, nous vous invitons à poursuivre votre lecture.

Vous êtes aujourd'hui dans un schéma mental, un modèle par rapport à ce que vous pensez du tabac et de vos habitudes en tant que fumeur. Vous êtes dans ce qui s'appelle un paradigme. Restez calme, ce n'est ni un de vos vilains défauts, ni une quelconque maladie honteuse que vous auriez contractée en fumant !
Nous vivons tous dans des paradigmes, les fumeurs comme les non-fumeurs, vous comme nous.
Un paradigme, pour prendre une définition simple, c'est un cadre de pensée, un schéma mental que nous nous construisons nous-mêmes, que nous choisissons ou qu'on nous impose, et qui nous permet d'effectuer et de justifier au quotidien nos faits et gestes.
L'élément [intox] du triangle du risque est la conséquence directe d'un paradigme. Votre [intox] de fumeur est la conséquence directe de votre paradigme de fumeur. On pourrait aussi dire que la cause de votre [intox] est votre propre paradigme de fumeur.
Reprenez votre schéma et dessinez, à la gauche du triangle, un petit rectangle à l'intérieur duquel vous écrivez l'expression : [paradigme du fumeur].

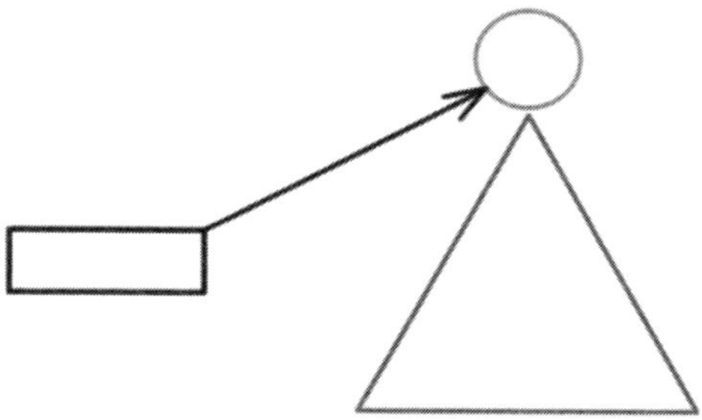

Puis, reliez par une flèche le rectangle au cercle de l'intox.
Vous réaliserez d'ici quelques pages que vous n'êtes pas dépendant du tabac (il n'y a aucune dépendance au tabac), mais que vous êtes simplement *dépendant* (pour l'instant, nous conservons l'adjectif dépendant) de vos illusions. La cigarette n'a sur vous que le pouvoir que vous voulez bien lui donner ! Retenez bien cette dernière phrase.
Régulièrement, à la suite de nouvelles observations ou de nouvelles découvertes, nous nous apercevons que ce qui est dans cet environnement mental, ne correspond plus à la réalité. Nous changeons alors notre façon de voir les choses et nous élaborons et adoptons, tout naturellement, un autre paradigme.
Un bel exemple de changement de paradigme, c'est celui de la Terre plate. Autrefois, les hommes étaient persuadés que la Terre était plate. Ils y croyaient dur comme fer, et cela conditionnait beaucoup de choses dans leur vie, comme la navigation par exemple. Les marins naviguaient le long des côtes parce qu'ils avaient peur, s'ils s'en éloignaient trop, de tomber dans un gouffre sans fond et, comme en plus des monstres hantaient les abords de ce gouffre, les marins évitaient d'y aller. Cela nous fait sourire aujourd'hui et

pourtant ce n'est pas si lointain. C'est au XVe siècle que les hommes ont compris, et surtout accepté, l'idée que la Terre était ronde. Ils ont, tout naturellement, changé de paradigme, ont osé franchir les océans, et ont pu, ainsi, découvrir de nouveaux continents.

Un autre exemple, volontairement un peu simpliste, de changement de paradigme, c'est le passage de la vie de célibataire à la vie de couple. C'est une caricature, peut-être plus vraie pour les garçons que pour les filles, mais lorsque nous vivons seul, nous avons tendance en règle générale à être un petit moins attentif à l'ordre... Nous laissons traîner nos vêtements, nous accumulons la vaisselle dans l'évier... Mais dès que nous vivons à deux sous le même toit, ce n'est plus tout à fait la même musique ! Notre passage de la vie de célibataire à la vie de couple change notre manière d'envisager l'ordre et nous nous construisons à ce moment-là un nouveau paradigme, tout naturellement, sans même y faire forcément attention et en avoir conscience.

Ce qu'il faut bien saisir, aussi, c'est que vivons dans plusieurs paradigmes et vous avez certainement constaté, par exemple, que vous n'agissez pas de la même façon à la maison et au travail, parce que les tâches, les règles, les habitudes n'y sont pas les mêmes, qu'elles n'y sont pas dictées par les mêmes personnes ou pour les mêmes buts, que l'environnement n'y est pas le même, que les personnes n'y sont pas les mêmes...

Ne vous arrive-t'il pas de dire d'une personne un peu originale, d'un artiste, d'un inventeur (professeur Tournesol), d'un homme politique,... qu'il vit dans un autre monde, qu'il est sur une autre planète... Mais en réalité, il n'est que dans son paradigme, un paradigme différent du vôtre.

Nous pourrions aussi, pour continuer les exemples, citer des courants politiques ou religieux, des courants de pensée, des modèles économiques... qui constituent de nombreux

paradigmes. N'oublions pas, également, les différentes cultures, les us et les coutumes, les traditions, qui forment de nombreux paradigmes.
Bref, sans vouloir faire un ouvrage complet sur les paradigmes, vous comprenez que nos schémas mentaux, nos paradigmes, conditionnent toute notre vie et peuvent avoir, parfois, une très grande importance.
Avec le tabac, nous sommes dans ce que nous appelons « un paradigme bien mal planté », d'où l'intitulé de notre formation pour arrêter de fumer dispensée en entreprise et dont nous nous sommes inspirés pour écrire ce livre.
Parce que, dans ce paradigme, tout est fait pour rendre l'homme malheureux, tout est fait contre ses intérêts, tout est fait pour le pousser à sa propre perte. Toutes les fausses idées au sujet du tabac sont volontairement et savamment entretenues afin que le plus grand nombre d'humains deviennent fumeurs et qu'ils restent fumeurs. Le tabac est un paradigme dont on ne montre que la jolie fleur, mais jamais les racines.
La seule chose qui différencie un fumeur d'un non-fumeur, c'est qu'ils ne vivent pas dans le même paradigme. Le paradigme du fumeur intègre l'idée que fumer apporte quelque chose alors que celui du non-fumeur intègre, au contraire, l'idée que fumer n'apporte strictement rien.
Un peu plus haut, nous disions que la seule différence entre le fumeur et le non-fumeur c'était l'intox. Maintenant que nous savons que l'intox est la résultante du paradigme du fumeur, nous pouvons parfaitement déduire que le fumeur et le non-fumeur ne vivent pas dans le même paradigme.
Dessinez un large cercle autour du rectangle du paradigme du fumeur et inscrivez dans ce cercle : [paradigme du non-fumeur].
Si vous regardez bien le dessin que vous avez complété au fur et à mesure, vous pouvez constater que le fumeur vit dans un paradigme plat et très limité (la Terre plate) alors que le non-

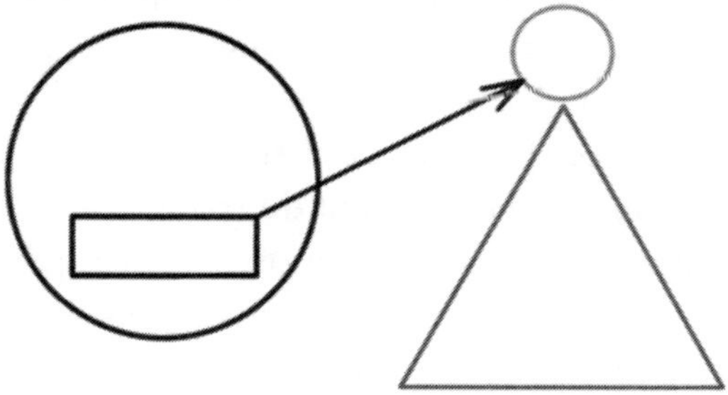

fumeur vit dans un paradigme plus grand et surtout, réel (la Terre ronde).

Le paradigme est la différence originale qui existe entre les fumeurs et les non-fumeurs et, donc, qui fait que le tabac ne leur inspire pas les mêmes idées.

À la question : *« Pourquoi ne fumez-vous pas ? »* les non-fumeurs vous répondent presque à chaque fois : *« Parce que cela ne sert à rien ! »*. Alors que les fumeurs essaient de se justifier en vous répondant qu'ils ont du plaisir à fumer et qu'ils aiment fumer, que c'est leur béquille... Et toutes les réponses que vous pourriez, vous-même, donner ! (Nous avons donné ces mêmes réponses de très nombreuses fois au cours de notre vie de fumeur.)

Le fumeur se justifie en permanence et notamment lorsqu'on lui demande d'arrêter de fumer, alors que le non-fumeur ne se justifie jamais.

Cela confirme ce que nous écrivions à la fin du premier chapitre : la seule et unique raison pour laquelle redevenir non-fumeur est une évidence, c'est que fumer est un comportement à risque, un acte antinature qui ne peut apporter rien de bon et il n'existe aucun argument qui puisse démontrer le contraire : l'homme n'est absolument pas conçu pour « fonctionner » avec du tabac. C'est la vraie motivation qu'il faut posséder.

Vous voyez donc que la seule différence qu'il y a entre un fumeur et un non fumeur, c'est ce que chacun pense de la cigarette. Ils ne sont pas dans le même paradigme. L'un vit sans intox, l'autre vit avec. C'est la confirmation de ce que nous écrivions plus avant : le seul élément du triangle sur lequel nous puissions agir durablement, c'est l'intox, c'est ce qu'il y a dans notre crâne. C'est le seul élément que nous puissions vraiment contrôler. Comme dans tous les comportements à risque d'ailleurs, il suffit simplement de comprendre cette notion, cette mécanique et accepter de vouloir changer.

Vous devez accepter de voir la cigarette telle qu'elle est réellement et non plus comme vous voudriez qu'elle soit ! Ne pas regarder uniquement la jolie fleur, mais toute la plante avec ses profondes racines. Vous devez passer du paradigme du fumeur au paradigme du non-fumeur et, pour cela, il faut se réveiller, ouvrir les yeux et accepter de regarder la réalité en face. Avez-vous bien conscience de cela ?

Pour redevenir un non-fumeur, il faut que vous commenciez par accepter de regarder cette réalité, que vous acceptiez de regarder la réalité de la Terre ronde et oubliiez le fourvoiement de la Terre plate.

Si nous déclinons le triangle du risque en prenant un exemple concernant la route, où la voiture est l'outil où la pluie est la situation.

Fondamentalement, une voiture sous la pluie n'est pas dangereuse. À l'origine, elle est étudiée et conçue pour rouler sous la pluie. Qu'est-ce qui va la rendre dangereuse ? Uniquement la manière dont elle est conduite, n'est-ce pas ? Et comment conduit-on un véhicule ? Nous le conduisons en fonction de ce que nous pensons, du paradigme dans lequel nous sommes.

Quelle est l'unique différence entre le « bon » conducteur et le « mauvais » ? On pourrait même supposer, afin de simplifier la question, que leurs voitures sont identiques, que les conducteurs sont sur la même route, sous la même pluie, au même instant. Vous pouvez essayer de retourner la question dans tous les sens avec toute la mauvaise foi qui pourrait éventuellement vous caractériser, mais à cette question, il n'y a qu'une seule réponse possible : ils ne sont tout simplement pas dans le même paradigme. L'un respecte parfaitement les règles de circulation sous la pluie et pense que cela ne lui apporte rien de transgresser les règles ; l'autre ne les respecte pas et pense avoir toutes les bonnes raisons de les transgresser, que c'est son plaisir, sa liberté,...

C'est exactement pareil avec le tabac : tant que vous penserez que la cigarette peut vous amener quelque chose de positif, que vous en avez besoin pour vivre, vous resterez dans le paradigme du fumeur et, tant que vous resterez dans le paradigme du fumeur, vous resterez fumeur.

Comme pour tous les paradigmes, il n'y a pas de statut intermédiaire. La Terre n'est pas ronde à midi et plate le soir. C'est la même chose pour le tabac. Nous sommes fumeur ou nous sommes non-fumeur.

D'une manière générale, c'est le cas pour tous les comportements à risque : on est « risqueur »[5] ou on est « non-risqueur ».

Pour arrêter de fumer et redevenir un non-fumeur, le seul élément que vous pouvez supprimer, c'est l'intox. Vous ne pourrez jamais supprimer ni le tabac, ni toutes les situations de la vie. Et pour supprimer l'intox, la seule chose sur laquelle vous pouvez agir, ce sont les limites de votre paradigme de fumeur.

Avez-vous bien conscience de cela ? La seule chose sur laquelle vous pouvez agir, ce sont les limites de votre paradigme de fumeur. Osez briser ces limites qui vous sont imposées ! Et vous serez libéré.

Certains de nos lecteurs, nous diraient, peut-être, qu'ils ne se voient pas vivre sans fumer, qu'ils pensent que cela est

5. « Risqueur » est un mot inventé par nous-mêmes et désignant l'auteur d'un comportement à risque quel que soit le comportement, comme « fumeur » dans le cas du tabac.

impossible pour eux, qu'ils ont déjà essayé et n'ont pas réussi. C'est ce qui s'appelle de la résistance au changement.

Pour l'instant, oubliez vos expériences passées et ouvrez votre esprit pour accepter cette approche différente, car notre approche bouscule beaucoup d'idées reçues.

Vous avez certainement conscience des risques qu'il y a à fumer, et vous espérez pouvoir arrêter avant qu'il ne soit trop tard. C'est normal, personne n'a envie de mourir prématurément, pas plus le fumeur que le non-fumeur.

D'ailleurs, dans toutes les conduites à risque, c'est toujours la même histoire. L'homme espère toujours pouvoir s'arrêter avant qu'il ne soit trop tard.

Rappelez-vous les films de gangster… Combien de films de ce genre tournent autour du dernier braquage. *« Encore un braquage, et après je me retire, c'est fini. »* Naturellement, dans la plupart des cas, le braquage tourne mal et les « méchants » se retrouvent derrière les barreaux ! Et que se dit le gangster qui se retrouve derrière les barreaux : *« Si j'avais su ! »*.

Soyez certain qu'il n'y a pas qu'au cinéma que c'est ainsi. Dans la vraie vie, c'est pareil !

C'est aussi exactement pareil pour le fumeur qui contracte une maladie grave liée à son tabagisme. Il se dit aussitôt : *« Si j'avais su, j'aurais arrêté plus tôt »*. Cela prouve bien qu'il savait parfaitement qu'il courait un risque, d'une part, et qu'il pouvait y mettre fin, d'autre part.

Cette simple phrase *« Si j'avais su »*, combien de fois l'avons-nous prononcé dans notre vie, lorsque, après coup, nous nous sommes aperçu de notre erreur ? La plupart du temps, ce n'est pas très grave. Mais avec le tabac, c'est du sérieux : le tabac est le seul produit de consommation courante qui tue prématurément un consommateur sur deux, ne l'oublions pas.

C'est bien pour cela que nous disons qu'arrêter de fumer à cause des risques du tabac n'est pas la bonne motivation. La preuve,

c'est que vous êtes complètement conscient des risques et que vous fumez toujours ! Êtes-vous fou ? Certainement pas.
Si nous voulions prendre une image simple, nous dirions que le paradigme du fumeur est délimité par un écran de fumée qui empêche le fumeur de voir la réalité en face. Osez traverser cet écran de fumée, et c'est gagné !
Le point essentiel à retenir de ce troisième chapitre : pour atteindre votre objectif, une seule solution, celle de changer de paradigme ! En changeant de paradigme, vous supprimez l'[intox] et par conséquent, votre comportement à risque, puisqu'il ne reste, éventuellement, que deux éléments sur les trois nécessaires.
Complétez votre schéma en mettant une croix sur [le paradigme du fumeur], sur [l'intox] et au milieu du triangle, afin de symboliser le résultat de l'évolution.
La cigarette n'a sur vous que le pouvoir que vous acceptez de lui donner. Regardez la cigarette telle qu'elle est réellement, et non comme vous voudriez qu'elle soit.

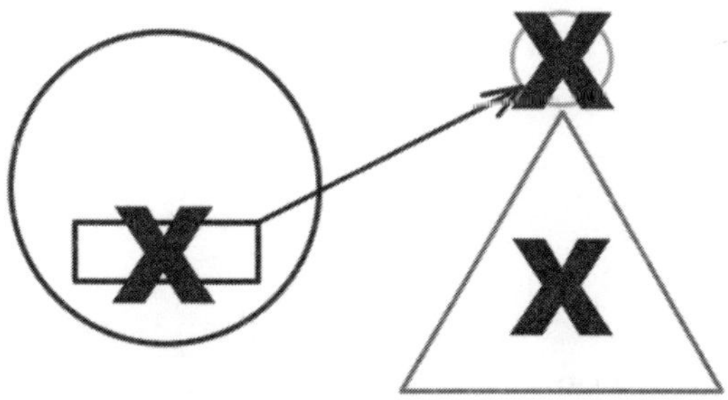

Vous n'avez aucune autre possibilité. Vous pouvez essayer de retourner le problème dans tous les sens, de refaire des schémas, d'élaborer des stratégies mais, pour vous comme pour tous les fumeurs, la seule et unique possibilité de redevenir un non-

fumeur heureux est celle de sortir du paradigme du fumeur. Désirer chercher ailleurs, c'est refuser d'admettre la réalité.
Ne vous affolez pas ! Nous allons regarder tout cela dans le détail, et vous allez avoir les moyens de changer de paradigme. Vous saurez comment faire et vous aurez toutes les clés, mais, d'une part, il n'y a que vous qui puissiez prendre la décision de changer de paradigme et, d'autre part, de le faire. Nous l'avons dit, personne ne peut le faire à votre place. Il n'y a aucun miracle à espérer et vous n'allez pas vous réveiller un beau matin en étant non-fumeur sans en avoir pris l'initiative, vous-même. Sans doute que redevenir non-fumeur va vous demander quelques petits efforts, mais vous n'avez pas perdu le goût de l'effort, n'est-ce pas ?
D'ailleurs des efforts, vous venez d'en faire pour arriver jusqu'à cette page... Et nous vous en félicitons, vous êtes en très bonne voie vers la réussite de votre objectif : celui de redevenir un non-fumeur heureux.

L'histoire du tabac

Acceptez-vous l'idée que changer de paradigme, est la seule solution pour redevenir un non-fumeur ? Si votre réponse à cette question est NON, fermez ce livre immédiatement et vaquez à vos occupations pendant que vous le pouvez encore... Si votre réponse à cette question est OUI, nous vous invitons à poursuivre votre lecture.

Pour comprendre la situation dans laquelle nous sommes et surtout prendre conscience de l'épaisseur de l'écran de fumée qui vous enferme dans votre paradigme de fumeur, il nous faut consacrer un peu de temps à l'histoire du tabac.
Vous ne le saviez peut-être pas, mais fumer est vieux comme le monde. Grecs et Romains fumaient déjà la pipe et parfois aussi des feuilles roulées. Comme dans l'Antiquité, le tabac n'était a priori pas connu, même si certaines découvertes récentes semblent prouver le contraire[6], ils fumaient des feuilles d'eucalyptus, de poirier ou d'autres plantes. Cette action de fumer, ou d'avaler de la fumée pour la recracher, est d'une certaine façon ancrée dans ce que nous pourrions appeler notre mémoire collective. C'est la naissance du paradigme du fumeur dans nos sociétés.
Il faudra attendre quinze siècles pour que l'Occident découvre le tabac avec Christophe Colomb en 1492. Les marins vont imiter les Indiens et aussitôt succomber aux sirènes du tabac et tomber dans son paradigme !

6. Les cahiers de la bioénergie n° 35 de novembre 2007.

Pourtant, les premières fois, c'était rude ! Un des premiers importateurs de tabac en France disait qu'au début cela causait des sueurs froides et des faiblesses, allant même jusqu'à la syncope[7].
C'est par les marins que le tabac va gagner d'abord l'Europe puis le reste du monde. À la fin du XVIe, soit cent ans après sa découverte, le tabac est déjà partout. Ce développement planétaire est grandement facilité par le fait que ce produit est auréolé de toutes les vertus médicinales : c'est le remède miracle ! Quel que soit le mal dont vous souffriez, le tabac était censé vous guérir !
C'était le remède universel. Il pouvait guérir les maladies de peau, les tumeurs, les ulcères. Il pouvait protéger de la rage, il guérissait le mal de dents, les rhumes, le mal de tête. Il purifiait aussi le sang et permettait d'avoir le teint frais et une bonne haleine... Sic ! Un médecin, le Dr. Baillard, consacre en 1668 plus de cent pages d'un ouvrage aux vertus médicales du tabac... Même si quelques hommes de science ont très vite identifié les dangers du tabac, nous y reviendrons, ses vertus médicinales vont être soigneusement entretenues pendant près de quatre siècles, puisque le tabac sera considéré comme médicament jusqu'au milieu du XIXe siècle, ce qui est très proche de nous.
Le monde médical a joué un rôle prépondérant dans la construction du paradigme du fumeur, et là, les médecins ont vraiment été excellents... Si on peut dire !
En France, le tabac reçoit ses lettres de noblesse grâce à Molière qui commence ainsi une de ses pièces[8] : *« Il n'est rien d'égal au tabac. C'est la passion des honnêtes gens et qui vit sans tabac est indigne de vivre »*. Le décor est planté, et pour plusieurs siècles !
En fait, nous nous apercevons que dès son apparition dans nos sociétés occidentales, le tabac a bénéficié d'incroyables supports de propagande et que, quasiment, tous ceux qui y goûtaient, y succombaient, et ce, quel qu'en soit le mode de consommation. Également, il y a eu l'attrait financier, cette activité étant

7. André Thévet.
8. Don Juan (1665) – Sganarelle Acte 1 Scène 1.

extrêmement rentable. Le tabac est une plante avec un bon rendement et qui dispose en plus de son propre insecticide. Peut-être ne le saviez-vous pas, mais la nicotine est un poison extrêmement efficace et puissant. Une goutte de nicotine sur la langue d'un chat ou d'un chien et il meurt en quelques secondes, ce qui a été découvert dès 1693[9]. Vous avez pourtant encore aujourd'hui des médecins qui continuent d'affirmer que la nicotine n'est absolument pas dangereuse...

Très rapidement, le tabac est aussi devenu un produit fiscal et il a été considéré comme tel, en France, jusque dans les années 1960, ce qui est finalement très récent.

Les armées ont aussi été un fabuleux vecteur de pénétration et de conquête de marchés. Depuis le début de l'histoire du tabac dans nos sociétés, toutes les armées du monde ont fourni du tabac à leurs soldats, participant ainsi activement au tabagisme des populations et, plus particulièrement, des jeunes populations.

La consommation de tabac a littéralement explosé en Europe au XIXe siècle pour deux raisons bien simples : d'une part les progrès de l'industrie ont permis de fabriquer des cigarettes de bonne qualité, un moyen simple et pratique de fumer et, d'autre part, l'invention de l'allumette de sécurité qui est apparue vers 1860. Grâce à ces deux inventions, fumer était devenu facile et c'est sans doute ce qui explique encore aujourd'hui le succès de cette drogue. Il est très facile de s'en procurer et elle est très simple à consommer, contrairement à la plupart des autres drogues, comme l'héroïne par exemple.

L'une des premières opérations de sponsoring du tabac en France date de 1843. Le directeur de l'administration des tabacs offre vingt mille cigarettes à la reine Marie-Amélie pour une vente de charité organisée au profit des victimes d'un cyclone en Guadeloupe. Ces cigarettes, superbement présentées, sont proposées par les plus belles femmes de la Cour, dans les salons du Palais-Royal. C'est un véritable triomphe et tout est vendu en quelques heures.

9. Docteur Baillard – *Discours sur le tabac* (1693).

Au XXe siècle, en plus du marketing incroyablement intelligent de l'industrie du tabac, le cinéma a été, et est toujours de nos jours, un fantastique vecteur de vulgarisation. Ce sont des millions d'images et de phrases que vous enregistrez inconsciemment, qui viennent ainsi délimiter votre paradigme de fumeur, entretenir et renforcer votre intox.
Le film *Basic instinct* est très significatif sur ce point. C'est certainement le film récent qui a le plus « glamourisé » le tabac. D'ailleurs, la marque de cigarettes « Basic » est sortie peu après le film… C'est tout dire !
Dans aucun film vous ne trouvez un fumeur qui arrête de fumer et qui est heureux de l'avoir fait. Au contraire, à chaque fois, il est nerveux, il est en manque, il se venge sur la nourriture et son entourage finit par lui dire : *« Tu ferais mieux de reprendre une cigarette ! »*. Bref, pour le cinéma, arrêter de fumer, ce n'est carrément pas possible ! Et cette idée est profondément ancrée dans votre paradigme de fumeur.
Nous pourrions vous raconter l'histoire du tabac en plusieurs tomes, parce que c'est vraiment incroyablement passionnant, mais ce n'est pas le but de ce livre, et si nous y avons consacré un peu de temps, c'est pour que vous puissiez réaliser que vous n'êtes pas devenu fumeur par hasard.
Ne culpabilisez surtout pas parce que vous êtes fumeur, car vous n'y êtes pour rien, tout étant fait pour que vous soyez fumeur. L'industrie du tabac fait le maximum pour avoir un maximum de clients, comme toute entreprise commerciale. Le fumeur est simplement un humain sous influence qui a perdu, à un moment de sa vie, sa liberté de jugement et sa lucidité par rapport au tabac.
Même les cigarettes en chocolat, dans des paquets aussi vrais que les vrais, ne sont pas innocentes. Elles nous donnent envie de faire comme les grands, ce qui est bien le rêve de tous les enfants ! Jean se souvient : *« Quand ma sœur a eu ses dix-huit ans,*

mes parents ont fait une fête en son honneur et le soir de la fête, j'ai eu le droit de fumer une cigarette. Je devais avoir à peine dix ans, je m'en souviens bien, je revois encore mon image dans la glace du salon... Avec ma clope au bec, du haut de mes dix ans, j'étais fier comme Artaban ! J'avais l'impression d'être un adulte. Je me souviens même que c'était une Royale Menthol. La classe, quoi ! ».

Comprenez bien que vous n'êtes pas tombé dans le paradigme du fumeur par hasard.

Toute cette manipulation, savamment organisée, vous a empêché jusqu'à présent de voir la réalité en face. Vous êtes derrière l'écran de fumée de vos cigarettes, et c'est cet écran de fumée qui vous empêche d'être lucide et de voir dans le paradigme du non-fumeur.

Nous pouvons affirmer que le fumeur est sous l'influence directe de l'industrie du tabac. Sans en avoir conscience, vous êtes sous l'influence directe de l'industrie du tabac, mais pas uniquement...

D'ailleurs, quand nous réfléchissons aux principales conduites à risque dans nos sociétés occidentales, qu'il s'agisse du tabac, de la route, de l'alcool, du surpoids, de l'amiante, ou d'autres encore, nous nous apercevons que nous sommes face à des marchés qui représentent des milliards et des milliards d'euros, et l'influence des lobbies de ces différentes industries est tellement puissante que nous en perdons notre instinct de conservation.

Lorsque vous êtes face à un précipice, vous reculez instinctivement : c'est votre instinct de survie qui provoque ce réflexe complètement naturel. Cela devrait être exactement la même chose avec toutes les conduites à risque, y compris dans le cas du tabagisme. C'est pourtant l'inverse qui se produit : vous savez que le tabac tue et, pourtant, vous fumez ! Nous n'avons pas que des amis en face de nous, il faut bien en avoir conscience, et l'industrie du tabac n'est surtout pas votre amie.

Posez-vous la bonne question

Acceptez-vous l'idée que vous vivez, depuis des années, sous influence ? Si votre réponse est NON, répondez à la petite question de connaissance générale, ci-après, pendant que vous le pouvez encore... Si votre réponse est OUI, nous vous invitons à poursuivre votre lecture en passant directement au chapitre suivant.

Répondez de façon spontanée, à cette question de connaissance générale :
Est-il légal à Las Vegas, d'épouser la sœur de sa veuve ?

Notez votre réponse ici : ____________________

Vous avez probablement répondu OUI, comme la quasi-totalité de nos stagiaires.
Le but de cette question n'est pas de vous piéger, mais simplement de vous montrer qu'il est extrêmement simple de se faire manipuler en toute bonne foi. Cette petite question, toute simple, vous met volontairement dans le mauvais cadre de pensée, dans le mauvais paradigme qui vous a fait dire le contraire de la vérité. Votre cerveau a été dupé par l'intox ainsi générée. Vous vous êtes dit, à Las Vegas, la ville, où l'ont peut se marier le jour même, la ville où rien n'étonne, c'est certainement possible.
Pourtant, vous conviendrez qu'il n'est pas nécessaire d'être un petit génie pour donner la bonne réponse, car dans aucun pays, un homme mort ne peut se marier !
Avec le tabac, vous êtes exactement dans la même situation. Tout est fait pour vous empêcher de trouver la solution et de voir la réalité. L'écran de fumée est si dense autour du paradigme du fumeur qu'il vous empêche de voir la réalité et vous maintient volontairement avec votre intox.
Chapitre après chapitre, vous allez traverser cet écran de fumée qui vous empêche d'y voir clair. Acceptez de regarder la réalité en face en activant votre esprit critique.

Comment sommes-nous redevenus non-fumeurs ?

Avez-vous bien conscience que depuis des années, vous êtes sous l'influence directe de l'industrie du tabac ? Si votre réponse à cette question est NON, fermez ce livre immédiatement et vaquez à vos occupations pendant que vous le pouvez encore... Si votre réponse à cette question est OUI, nous vous invitons à poursuivre votre lecture.

Nous avons fondé Humanis Solutions en août 2004 et il est important que vous connaissiez notre petite « histoire ».
Elle est certainement moins passionnante que l'histoire du tabac, mais elle nous permet de vous expliquer que nous n'étions pas différents de vous. Nous étions des fumeurs, enfermés dans nos illusions, dans notre paradigme de fumeur, comme vous-même jusqu'à aujourd'hui.
Christophe s'est mis à fumer au pensionnat à l'âge de seize ans et a continué à fumer jusqu'à l'âge de quarante-sept ans, soit pendant trente et un ans de sa vie. Jean, lui est resté fumeur pendant vingt ans. Nous n'allons pas vous raconter toutes nos expériences ratées pour arrêter de fumer, elles n'ont aucun intérêt, car si vous lisez ce livre et que vous avez déjà essayé d'arrêter, vous avez certainement vécu les mêmes déboires que nous. Nous allons juste vous raconter la bonne tentative, celle qui a tout déclenché.
Au mois de mai 2002, Christophe a été hospitalisé. Dès que le chirurgien l'a vu, et a surtout vu ses doigts complètement jaunis par la nicotine, il faut dire qu'à cette époque Christophe fumait

trois boîtes de cigarillos par jour, il lui a dit : *« Vous, vous êtes un gros fumeur, n'est-ce pas ? Il faut que vous arrêtiez. Fumer c'est mauvais pour la santé »*. Christophe lui a répondu qu'il le savait et qu'il avait déjà essayé à plusieurs reprises sans succès et lui a fait part de ses inquiétudes, la trouille d'être en manque s'ajoutant à celle de l'intervention.

C'est ce chirurgien qui, peut-être même sans le savoir vraiment (le doute persiste encore aujourd'hui), a emmené Christophe sur le chemin de l'arrêt. Pour le rassurer, il lui a expliqué que le manque de nicotine était quasiment inexistant. Qu'au début, il serait sous l'effet de l'anesthésie, et qu'en deux ou trois jours maximum, il n'aurait plus de nicotine dans le corps. Il a ajouté que toutes les manifestations qu'il pourrait ressentir ne seraient que dans sa tête !

C'est la première fois que Christophe entendait un tel discours ! C'est la première fois qu'un médecin ne lui disait pas que c'était difficile et long de s'en sortir !

Pour continuer à le rassurer, le chirurgien lui a aussi dit que si ça n'allait pas, il lui donnerait quelque chose pour le soulager.

Christophe était évidemment assez dubitatif, mais le chirurgien semblait très sûr de lui et utilisait des arguments simples et qui paraissaient de bon sens. Le discours était nouveau. Christophe lui a donc fait confiance puisque de toutes les façons, il n'avait pas d'autre choix. Ensuite pendant son rétablissement sur son lit d'hôpital, il a eu quelques longues heures pour penser au tabac. Le temps à l'hôpital parait long, mais pendant les jours fériés (8 mai) et les week-ends, c'est pire encore. Il s'est surtout rendu compte que même si par moment il avait très envie de fumer, cela ne durait pas et qu'il se sentait mieux, comme s'il s'était débarrassé d'un fardeau, qu'il respirait mieux aussi.

Au cours de la visite de sortie, le chirurgien, après les questions de routine, a demandé à Christophe : *« Au fait, avec le tabac pas de problème ? »*. Puis, devant la réponse négative de Christophe, il a ajouté : *« Maintenant que vous ne fumez plus, considérez-vous comme guéri. Vous n'avez absolument pas besoin de cette cochonnerie pour vivre ! »*.

« Vous n'avez absolument pas besoin de cette cochonnerie pour vivre »...
Cette phrase singulière et complètement de bon sens, Christophe l'a retournée longtemps dans sa tête avant de la comprendre vraiment et de l'associer au reste.

C'est d'ailleurs très certainement cette petite phrase, anodine en apparence, qui a servi de déclencheur à Christophe et qui lui a permis de redevenir non-fumeur. C'est une petite phrase qu'il n'avait jamais entendue de quiconque, ni lue nulle part et à laquelle il n'avait jamais pensé lui-même.

Depuis cette journée du mardi 14 mai 2002, date de sa sortie d'hospitalisation, il est redevenu un non-fumeur.

C'est vrai, il avait vraiment envie d'arrêter de fumer, mais n'avait jamais trouvé la clef. Il n'avait pas trouvé la vraie et unique raison pour laquelle il faut arrêter de fumer et ce chirurgien venait de lui donner cette clef. Exactement comme nous le faisons avec vous à travers ces pages.

Au cours de l'été 2002, Christophe et Jean se sont revus lors d'un séjour de vacances en famille. Jean s'étonnait du nouvel état de non-fumeur de Christophe, avec une pointe de jalousie : *« C'est dur – tu tiens le coup – quand est-ce que tu rechutes – un p'tit cigare avec le café… »*. Christophe raconta à Jean ce que lui avait expliqué son chirurgien. Jean avait évidemment beaucoup de mal à le croire, parce que ce n'était pas la première tentative de Christophe.

Pourtant cette tentative paraissait différente : pas de substitut, pas de bupropion (Zyban®), rien ! Cela faisait plus de trois mois qu'il ne fumait plus. Christophe n'avait pas l'air de manger plus ou de grignoter. Rien ! C'était quelque part très agaçant pour Jean. Christophe ne paraissait même pas nerveux et il avait ressorti et nettoyé un vieux vélo.

À chaque fois que l'on demandait à Christophe comment il avait fait pour arrêter de fumer ou pouquoi il refusait une cigarette, il répétait toujours la même phrase avec un petit sourire en coin : *« La meilleure façon de réussir à se passer d'une chose, c'est d'estimer que la chose n'est plus utile »*. C'était sa manière de résumer les propos de son chirurgien et, en quelque sorte, de définir sa nouvelle philosophie de vie.

Finalement, comme c'était les vacances, qu'on était bien en famille, Jean s'est dit : *« Après tout, pourquoi je n'essayerai pas moi-aussi »*.

« C'était un peu comme un jeu, une provocation, et aussi, mais cela je ne l'ai compris que plus tard, une certaine jalousie. J'avais envie d'être comme lui, non-fumeur. Il a bien fallu que je m'avoue à ce moment-là que, comme tous les fumeurs de la planète, je ne rêvais que d'une chose : arrêter de fumer ! »

À son tour, Jean a réussi et, depuis ce mois d'août 2002, Jean est également redevenu non-fumeur.

Bien sûr, aujourd'hui, nous vous résumons notre histoire. Bien sûr, pendant quelques jours, Jean a eu des hauts et des bas (Christophe ayant *bénéficié* des effets de son anesthésie. C'est un point important et nous en reparlerons.), des moments de doute, et nous vous mentirions si nous écrivions le contraire, mais strictement rien de comparable avec ce qu'il avait vécu lors de ses précédentes expériences.

C'est en développant nos formations que nous avons compris ce qui s'était en réalité passé dans notre tête, que nous étions passés sans le savoir du paradigme du fumeur à celui de non-fumeur. Le chirurgien avait permis à Christophe de changer de paradigme et, donc, de supprimer l'intox.

Par chance, Christophe était tombé sur un médecin qui savait de quoi il parlait ou, pour le moins, qui avait employé les mots justes, ce qui n'est pas si fréquent que cela avec le tabac ! Pour nous et au cours de toutes nos tentatives, c'est le seul exemple que nous pouvons citer.

Une petite parenthèse pour simplement dire que parfois, dans notre livre, nous ne sommes pas tendres envers les médecins, ce qui ne veut pas dire que nous ne les considérons pas. Bien au contraire, ils ont, bien souvent et heureusement, beaucoup de talent, de réussite et de dévouement. Mais pour la question qui nous intéresse aujourd'hui, le tabac, on ne peut pas dire qu'ils se soient montrés très bons jusqu'à maintenant...

En fait, ce qui nous a le plus marqué, c'est de comprendre, tout d'un coup, que nous pouvions très bien vivre sans tabac, que nous n'en avions pas besoin pour vivre, bien au contraire. Non seulement de comprendre, mais surtout d'accepter cette idée.

Vous savez, nous pouvons très bien comprendre une idée, mais ne pas forcément l'accepter ou ne pas vouloir l'accepter.

Par exemple, nous pouvons tous comprendre la nécessité de faire du sport, mais pour autant, ne pas accepter l'idée d'en faire.

Tous les fumeurs peuvent comprendre la nécessité d'arrêter de fumer, mais tous n'acceptent pas l'idée de le faire. Seuls ceux et uniquement eux, qui acceptent l'idée que le tabac n'apporte rien de bon parce que l'homme n'est pas conçu pour fonctionner avec du tabac, et qu'ils n'en ont donc absolument pas besoin pour vivre, parviennent à sortir du paradigme du fumeur.

L'idée devient ainsi une réalité et à partir de cet instant, les fumeurs redeviennent naturellement des non-fumeurs. Pourquoi fumeraient-ils ? Ils sont non-fumeurs. Les non-fumeurs, fument-ils ? Non, jamais, puisqu'ils n'en ont pas besoin pour vivre.

L'impossible solution n° 1, la prévention

Acceptez-vous l'idée que vivre sans tabac, c'est parfaitement possible ? Si votre réponse à cette question est NON, fermez ce livre immédiatement et vaquez à vos occupations pendant que vous le pouvez encore... Si votre réponse à cette question est OUI, nous vous invitons à poursuivre votre lecture.

Lorsque nous avons travaillé et réfléchi sur le tabagisme, quelque chose nous a beaucoup frappés : c'est la façon dont le problème était constamment abordé. Nous en avons rapidement conclu qu'avec les approches employées, dites « validées », il est quasiment impossible de réussir à arrêter de fumer. Pour mémoire, cela avait été notre propre cas à plusieurs reprises. Pourquoi, donc, est-il quasiment impossible de réussir à arrêter de fumer avec ces approches ?
En réfléchissant quelque peu, nous nous sommes vite rendu compte que maintenir plus de 30 % de la population dans le paradigme du fumeur n'était certainement pas innocent. C'est ce que nous appelons une impossible solution et vous allez comprendre pourquoi.
Que nous soyons fumeur, ou non-fumeur d'ailleurs, il est très difficile d'y voir vraiment clair avec ce produit très particulier qu'est le tabac : d'un côté tous les États de la planète autorisent la vente de tabac et pour la plupart, en contrôlent directement la production et la vente et, de l'autre, quasiment tous ces mêmes États expliquent : *« Ne fumez pas parce que cela risque de vous tuer »*. Ce qui est totalement contradictoire. D'un côté, tous les États européens dépensent l'argent public en action de prévention

contre le tabac et, de l'autre, tous ces mêmes États dépensent notre argent pour soutenir la culture du tabac, en France notamment[10].

Pourquoi alors, n'interdit-on pas la vente du tabac ?

C'est une question qu'on nous pose à chacune de nos formations « tabac », et notre réponse est toujours la même : parce qu'un interdit ne résout jamais un problème, quel qu'il soit.

Par exemple, depuis fort longtemps, il est bien interdit de voler et de tuer et pourtant aujourd'hui, il y a toujours des voleurs et des assassins.

Dans notre pays, le cannabis est bien une substance illicite et pourtant vous en trouvez à n'importe quel coin de rue y compris dans les cours de nos collèges et lycées. Sur nos routes, il est bien interdit de dépasser les 90 km/h et pourtant de très nombreux conducteurs ne respectent pas cette règle très simple et parfaitement connue de tous.

Mais rappelez-vous simplement, lorsque vous étiez petit : n'avez-vous jamais fait une bêtise, une chose interdite par vos parents ou votre instituteur ?

L'interdiction ne résout aucun problème.

À certaines époques, on a déjà essayé d'interdire le tabac : au XVIIe siècle, notamment, le shah de Perse[11] fait trancher les lèvres des fumeurs ; à Constantinople, un sultan pend ou brûle les fumeurs de pipe et de tabac ; à Moscou, le tsar menace les fumeurs de 60 coups de bâton sous la plante des pieds ; un pape a même interdit, sous peine d'excommunication, la consommation de tabac dans les églises… La vie du fumeur n'a jamais été rose. Certes, de nos jours les campagnes antitabac sont moins radicales mais restent tout aussi inefficaces !

Vous faire croire que vous arrêteriez de fumer si la consommation de tabac était interdite est ce qu'on appelle un vœu pieux. Vous savez très bien que le tabac ne sera jamais interdit. Rappelez-vous

10. David Byrne, commissaire européen : 1 milliard d'euros en 2000 (un coup porté à l'industrie du tabac / Arte / mai 2003).

11. Perse : shah Abbas. Constantinople : sultan Amurat IV. Moscou : Michel Federowich. En 1642 : pape Urbain VIII.

également ce que vous avez appris au cours d'un précédent chapitre : on ne peut pas agir sur l'outil et le tabac est bien l'outil principal du fumeur.

Il faut donc que vous regardiez la réalité en face et que vous assumiez. Personne ne peut prendre la décision de redevenir non-fumeur à votre place et personne ne peut le faire à votre place.

Maintenant, regardons d'un peu plus près les campagnes antitabac en France.

L'arrêt du tabac ne marche pas avec des vœux pieux ! D'ailleurs, rien ne marche avec des vœux pieux… Si les campagnes antitabac n'ont que très peu d'efficacité dans notre pays (mais c'est pareil dans tous les pays), c'est justement parce qu'elles sont uniquement organisées autour de vœux pieux !

Toutes les campagnes de prévention du tabagisme cherchent à mettre la pression sur les fumeurs pour qu'ils cessent de fumer parce que fumer est nocif pour la santé : *« Fumer tue ; En fumant vous pouvez attraper un cancer ; Fumer rend impuissant… »*

Cela ne suffit pas, alors…

Ces campagnes cherchent également à culpabiliser les fumeurs pour qu'ils cessent de fumer : *« Lorsque vous fumez, votre bébé fume ; Lorsque vous fumez, votre entourage fume ; Votre tabagisme peut tuer l'un de vos proches… »*

Cela ne suffit pas, alors...

Les pouvoirs publics, principalement sous la pression d'associations de lutte contre le tabagisme, décident d'augmenter les prix du tabac et, cela, à plusieurs reprises. Ces associations pensaient et ont réussi à convaincre nos politiques, que si le tabac était plus cher, les fumeurs arrêteraient de fumer. Elles pensaient que les fumeurs capituleraient en masse parce qu'ils ne pourraient plus s'offrir leur drogue. Nouvelle erreur...

Les fumeurs ne fument pas parce que le tabac est abordable et n'arrêteront pas de fumer parce qu'il devient trop cher. En Espagne, où le tabac est moins cher, il n'y a pas plus de fumeurs

que chez nous et inversement, en Angleterre, il n'y a pas moins de fumeurs que chez nous alors que le tabac y est beaucoup plus cher. Le seul vrai effet de l'augmentation du prix du tabac est de favoriser la contrebande et les achats transfrontaliers, le tout au détriment de la Sécurité Sociale qui perd une part des recettes du tabac tout en gardant les fumeurs à soigner ! Les Français fumant par exemple des cigarettes espagnoles n'allant évidemment pas se faire soigner en Espagne.
Cela ne suffit pas, alors…
Les lois bannissant le tabac des lieux publics (la loi Evin en 1992 puis le décret Bertrand en 2007), y compris dans les bars et autres lieux de « convivialité », ne font qu'espérer que les fumeurs arrêteront de fumer parce qu'on leur interdit de le faire dans ces lieux !
Et cela ne suffit toujours pas…
Si les non-fumeurs se trouvent mieux protégés, et c'est déjà ça de gagné, les fumeurs continuent de fumer au désespoir du « grand ponte » de la lutte contre le tabac en France qui déclare : *« En terme d'arrêt du tabac, on est en mauvaise situation »*[12]. Car loin de diminuer, le nombre de fumeurs augmente constamment.
Pourquoi toutes ces campagnes de prévention ne donnent aucun résultat ?
Tout simplement parce que le risque sur la santé est uniquement une conséquence de votre tabagisme, et non la cause à l'origine de votre tabagisme. Elles ne vous expliquent nullement pourquoi vous fumez et si vous avez tout à fait raison de vouloir préserver votre santé, le risque de tomber malade n'est qu'une conséquence du tabagisme, et vous savez parfaitement qu'agir sur les conséquences n'a aucun impact sur la cause réelle. Cela est aussi vérifiable avec le prix des cigarettes. Quel que soit l'angle sous lequel nous abordons cette question, nous arrivons toujours au même constat : agir sur l'effet ne supprime en rien la cause.
Arrêter de fumer à cause des conséquences du tabac sur la santé

12. Professeur Dautzenberg – février 2008.

de l'homme, c'est un peu comme si vous arrêtiez de mettre du carburant dans votre voiture parce que cela pollue tout en espérant qu'elle continue à rouler ! Vous risquez d'être sérieusement déçu ! Pour faire une comparaison avec le tabac, si vous avez la chance de résider en zone frontalière et que vous trouvez les carburants trop chers chez nous, vous allez, naturellement, faire le plein dans le pays voisin. Dans ce cas, l'État français perd les taxes sur les ventes de carburants tout en conservant la pollution et l'usure des routes, car vous continuez évidemment à rouler en France.

En outre, sachez que vous êtes comme tous les fumeurs : plus on vous demande d'arrêter de fumer, plus vous fumez ! C'est une des constantes particulières de la psychologie des fumeurs. Lorsqu'on vous fait des réflexions sur votre tabagisme, quelle est votre réaction ? Ne serait-elle pas du style : *« Oh, fous-moi la paix ! C'est mon plaisir et puis, je suis bien libre de fumer ! »*... Et automatiquement, sans même vous en rendre compte, vous allumez une cigarette !

Aujourd'hui, nous connaissons tous les risques liés au tabagisme et cela ne nous empêche pas de fumer. Le corps médical en est la plus parfaite illustration[13]. Il devrait montrer l'exemple puisqu'il connait plus que tout autre, par constat quotidien sur ses patients, les risques liés au tabagisme et, pourtant, c'est certainement une des catégories socioprofessionnelles qui fume le plus en Occident. Le fait que le corps médical ne montre pas l'exemple, vous démontre bien, une fois de plus si cela était nécessaire, qu'arrêter de fumer pour les conséquences du tabagisme sur votre santé est totalement impossible. On ne peut pas arrêter de fumer pour préserver sa santé, on ne peut pas agir sur l'outil du triangle. Le corps médical n'a rien compris au tabagisme et ne peut vous expliquer pourquoi vous fumez, pas plus qu'il ne peut se l'expliquer à lui-même. Pouvez-vous expliquer un problème d'algèbre à votre enfant, si vous ne l'avez pas compris vous-même ?

Jean se souvient de l'une de ses tentatives d'arrêt : *« Un jour, j'ai même consulté un tabacologue qui m'a tapé une cigarette et qu'il a fumé devant*

13 .Site Doctissimo : 30 à 40 % des médecins sont fumeurs.

t en m'expliquant comment il allait m'aider pour que j'arrête de fumer. it pareil avec tous ses patients ! Inutile de dire que je ne suis pas retourné le voir et que je suis resté fumeur ! » Récemment, Jean apprenait par un ami qu'il était décédé d'un cancer de la gorge, le pauvre homme. Nous connaissons tous les risques du tabagisme et aucun d'entre nous ne peut se plaindre d'avoir attrapé une saloperie parce qu'il fume sans en être informé.

Donc, tous les messages de prévention ne servent à rien puisque vous connaissez les risques liés à votre tabagisme, même si vous espérez pouvoir arrêter avant qu'il ne soit trop tard. Ces messages ne font qu'entretenir votre stress et vos peurs et vous culpabilisent. Ce stress entretenu ne vous pousse qu'à fumer davantage puisque vous êtes persuadé, comme tous les fumeurs de la planète (si cela peut vous rassurer !) que fumer vous soulage du stress, cela faisant partie de votre paradigme.

Tous les messages de prévention sont axés sur la peur. C'est même une véritable culture de la peur qui est entretenue, à lire les avertissements imprimés sur les paquets de cigarettes : *« Fumer tue ; Fumer peut entraîner une mort lente et douloureuse ; Fumer provoque le cancer mortel du poumon ».* Et la liste est longue ! Certains pays ont même fait le choix d'illustrer les avertissements avec des photos choc avec pour unique effet (et ce sera probablement, sous la pression d'associations, le cas de la France prochainement), si nous pouvons parler d'effet dans ce cas, de mettre les enfants en contact direct avec le produit avant même l'âge de la première cigarette. En effet, les enfants qui ne sont pas à cours d'idées, comme vous le savez, collectionnent ces images choc, organisent des bourses d'échanges et concourent à celui qui possèdera la photo la plus gore !

Toutes ces images qui devraient éloigner les consommateurs du produit ne font, au contraire, que les rapprocher encore plus et plus tôt. Ces images qui devraient effrayer les consommateurs ne deviennent que de simples cartes d'un jeu « innocent » banalisant encore plus le produit... ainsi que les risques.

Mais toutes ces images, tous ces messages imprimés sur les paquets de cigarettes n'ont absolument pas pour but de vous inciter à arrêter de fumer et là, nous espérons que vous êtes bien assis, car votre surprise va être grande !

Ils ont pour seul et unique but, de protéger l'industrie du tabac.

C'est la réponse extrêmement simple et très peu coûteuse qu'a trouvée la très intelligente industrie du tabac pour se protéger des procédures judiciaires et des attaques, de plus en plus nombreuses et de plus en plus virulentes, dont elle faisait l'objet. En même temps, et à très peu de frais, elle se donnait bonne conscience aux yeux du public et des politiques.

Il faut que vous compreniez qu'à partir du moment où sur votre paquet de cigarettes, il est écrit « fumer tue » et que vous continuez à fumer malgré ces messages d'avertissement, alors que personne ne vous oblige à fumer, c'est bien que vous fumez en parfaite connaissance de cause. Ainsi, vous ne pourrez pas vous plaindre des conséquences liées à votre tabagisme, ni vous ni même votre conjoint veuf. Vous n'aurez aucune chance de remporter un éventuel procès. Nous n'avons pas que des amis en face de nous. Nous avons affaire à une industrie diaboliquement intelligente et ses lobbies sont très puissants.

En parenthèse, nous pouvons vous indiquer que l'industrie de l'alcool a procédé de façon similaire et se protège par des messages de prévention sur leurs publicités et leurs produits : *« L'abus d'alcool est mauvais pour votre santé, à consommer avec modération »*. Idem pour l'industrie agroalimentaire, avec par exemple pour une marque de restauration rapide : *« Pour votre santé, évitez de manger trop gras, trop sucré, trop salé »*. Idem plus récemment, pour l'industrie du jeu, avec par exemple pour une grande enseigne : *« Restez maître du jeu, fixez vos limites »*.

Toutes ces campagnes de prévention du tabagisme n'ont donc aucune efficacité. D'ailleurs, c'est totalement confirmé par le fait que personne ne publie le résultat de ces campagnes, aucun chiffre, aucune donnée, aucune étude... Tout au plus quelques commentaires d'autosatisfaction de la part des responsables des actions de prévention, du genre : *« Notre action a été très positive ; notre action apporte des résultats concrets »*... Quels résultats ? C'est un mystère. Concernant les résultats obtenus avec les approches « validées » d'aide à l'arrêt du tabac, c'est la même chose. C'est une énigme totale ! Les tabacologues annoncent que l'usage de médicaments d'aide à l'arrêt du tabac double les chances de réussite. Pour vous, nous ne savons pas, mais pour nous, deux fois zéro font toujours zéro et arrêter de fumer n'est surtout pas affaire de chance.

La seule étude a priori crédible que nous ayons pu trouver provient de Belgique[14]. Cette étude estime que les traitements nicotiniques de substitution permettent en général à un fumeur sur quatorze de se désaccoutumer du tabac au bout d'un an. 1 sur 14, soit seulement 7 % ! Chez Humanis Solutions, nous sommes à plus de 85 % de réussite en seulement quatre heures de stage, sans aucun médicament !

Vous pourrez constater, avec un peu de réflexion, que les problèmes de prévention soulevés, ici, à propos du tabac, sont également vrais pour les produits illicites tels que le cannabis, la cocaïne,...

Illicite veut bien dire interdit par la loi, c'est-à-dire qu'il est interdit d'en détenir, d'en faire commerce et d'en consommer. Et pourtant... Pour tous ces produits, on ne parle que des effets sur le consommateur. À aucun moment, on ne dit pourquoi le consommateur en consomme. À aucun moment, on n'explique la raison pour laquelle il ne faut pas en consommer !

La prévention n'a pas su vous empêcher de vous mettre à fumer, elle ne saura pas plus vous inciter à arrêter de fumer et à le faire.

14. Fiche de transparence : « Prise en charge du sevrage tabagique », avril 2005, centre fédéral d'expertise des soins, Belgique.

L'impossible solution n° 2, les méthodes « validées »

Acceptez-vous l'idée que les messages de prévention, ne pouvaient pas vous permettre d'arrêter de fumer ? Si votre réponse à cette question est NON, fermez ce livre immédiatement et vaquez à vos occupations pendant que vous le pouvez encore... Si votre réponse à cette question est OUI, nous vous invitons à poursuivre votre lecture.

Pourquoi les méthodes dites « validées », et toutes à base de médicaments, n'ont que très peu d'efficacité, voire pas du tout ? Toujours pour la même raison, toujours pour une seule et unique raison : elles ne vous expliquent pas pourquoi vous fumez, elles vous considèrent comme un malade et elles vous gardent bien enfermé dans votre paradigme, entretenant, ainsi, votre intox. En plus, elles essaient de supprimer la soi-disant cause en tentant d'agir sur d'hypothétiques effets.
Cela ne peut pas marcher et c'est bien pour cela que c'est dur d'arrêter de fumer dans ces conditions, qu'il faut énormément de volonté pour avoir une toute petite chance de réussir. C'est même la raison pour laquelle vos éventuelles précédentes tentatives se sont soldées par un échec. Ne culpabilisez pas : vous n'y êtes strictement pour rien, le problème était mal posé. Tout est fait pour vous induire en erreur, tout est fait pour que vous restiez fumeur.
L'arrêt du tabac avec des médicaments, et principalement avec des substituts nicotiniques, est un argumentaire très bien rodé par l'industrie pharmaceutique.

Cela ne peut pas fonctionner, maintenant vous le savez. Vous n'êtes pas un malade et vous savez qu'on ne peut agir ni sur l'outil ni sur la situation pour sortir d'un comportement à risque.
Vous êtes candidat au sevrage et vous prenez un rendez-vous dans le centre de consultation de tabacologie de votre ville. Votre tabacologue commence par vous expliquer que fumer est un plaisir et qu'il va falloir apprendre à vous priver de votre plaisir, que cela va être long et difficile. Bref, on commence par vous décourager, par vous mettre dans une situation d'échec. De cette façon, c'est pratique pour le corps médical : si vous réussissez, cela sera grâce à lui, et si vous échouez, cela ne sera pas de sa faute, mais de la vôtre ! Vous êtes prévenu, cela va être long et dur, à vous de faire preuve de volonté. Une chose est sûre : vous êtes inquiet et c'est normal.
Afin de vous faire bien prendre conscience de votre *vilaine* conduite : un petit pipi dans un bocal, une expiration dans un appareil et un petit questionnaire pour évaluer les *dégâts* engendrés par votre consommation de tabac ! Vous voilà complètement *rassuré*, il était sacrément temps de venir le consulter, votre tabacologue !
À partir de là, votre tabacologue vous explique qu'il va vous prescrire des substituts à base de nicotine pour vous aider à résoudre votre dépendance physique à la nicotine. Vous poussez un grand soupir de soulagement : vous êtes sauvé !
Vous vous dîtes naturellement qu'avec des médicaments, ce sera moins difficile. Ce qui en soit est un raisonnement parfaitement logique et soyez certain que nous avons tenu les mêmes raisonnements que vous.
Mais ces substituts, c'est quoi ? C'est de la nicotine !
Ce qui là est complètement absurde si vous y réfléchissez une seconde. C'est exactement comme si on donnait de l'alcool à un alcoolique ou du sucre à un diabétique. L'industrie du tabac a réussi un formidable coup de marketing : elle a réussi à

convaincre tout le monde qu'il fallait prendre son produit pour réussir à s'en passer. Ce qui est absolument hallucinant !
À ce propos, pourquoi ne parle t-on que de la nicotine ? Que fait-on des autres constituants de la fumée ? Réfléchissez encore une toute petite seconde : qui fournit à l'industrie pharmaceutique la nicotine contenue dans les substituts ? L'industrie du tabac ! D'une part, accepteriez-vous d'acheter du chlorure de vinyle, du benzène, de l'arsenic,... ? D'autre part, ces produits n'étant pas l'exclusivité de l'industrie du tabac, celle-ci n'a aucun intérêt à en faire la *promotion*, contrairement à la nicotine !
En effet, il n'y a que l'industrie du tabac qui produit de la nicotine. À la base, elle ne coûte que quelques centimes et elle est revendue avec de substantiels profits par l'industrie pharmaceutique. Également, lorsque le fumeur arrête son traitement de substitution, il retourne, presque illico, acheter des cigarettes... Jusqu'à sa prochaine tentative... Et la boucle est bouclée !
Le fumeur reste dans une filière chimique et donc ainsi, sous le contrôle permanent et total de l'industrie du tabac.
Quand vous avez bien pris conscience de cela, vous avez déjà compris beaucoup de choses. Nous n'avons vraiment pas que des amis en face de nous.
Vous avez même des médecins qui commencent à reconnaître que ces produits n'ont quasiment aucune efficacité, mais qu'il faut quand même en prendre[15] !
À aucun moment, les publicités et les notices de ces produits à base de nicotine, affirment qu'ils vous permettront d'arrêter de fumer. Elles vous expliquent simplement que ces produits peuvent vous aider à réduire votre consommation, ce qui n'a strictement rien à voir, et que lorsque vous vous sentirez prêt, vous pourrez arrêter. Ce qui redevient assez logique, car, comme nous l'avons vu, il n'y a que vous qui puissiez prendre la décision de redevenir non-fumeur. Personne ne peut prendre cette décision à votre place et l'industrie pharmaceutique le sait

15. Professeur Molimard : *Petit manuel de défume* (chapitre : « Et les médicaments ? »).

parfaitement même si elle ne le dit pas publiquement : on ne va pas couper la branche sur laquelle on est assis bien confortablement et se priver de profits faciles !
Il faut aussi bien savoir que la nicotine n'engendre absolument pas de dépendance. La nicotine n'engendre aucune dépendance, l'industrie du médicament le sait, l'industrie du tabac aussi. Nous reviendrons sur ce point primordial.
Ces médicaments ne servent à rien, si ce n'est de permettre à une filière chimique d'engendrer de confortables bénéfices et de conserver les fumeurs « fumeurs ». Ces *faux* remèdes participent à maintenir le niveau d'intox des fumeurs, en faisant croire qu'ils peuvent aider à résoudre un problème qui, en réalité, n'existe pas !
Pourtant, les autorités n'ignorent pas que ces « médicaments » n'ont aucune efficacité. Elles en ont tellement conscience que la Sécurité Sociale et de nombreuses complémentaires santé remboursent des forfaits de prises en charge chaque année. Mais le fait qu'ils soient remboursés, renforce leur notoriété et contribue, ainsi, à renforcer les limites du paradigme du fumeur : pour arrêter de fumer, il faut des médicaments et en plus, comme ils sont remboursés chaque année, c'est que cela doit être vraiment difficile de réussir !
Mais tout à fait entre nous, si ces produits étaient vraiment efficaces, il n'y aurait plus aucun médecin fumeur !
Cette *histoire* de dépendance à la nicotine a pris des proportions tellement abracadabrantes que vous avez des médecins, aujourd'hui, qui disent sans rire qu'on peut devenir dépendant aux gommes à mâcher à la nicotine, et que pour se débarrasser de cette nouvelle dépendance créée par les gommes, il est, ensuite, fortement recommandé d'utiliser des patchs à la nicotine[16]…
C'est vraiment du grand n'importe quoi ! Ces médecins sont à la limite de vous dire que pour se débarrasser de la dépendance aux patchs, il faut se remettre à fumer des cigarettes… Et à notre avis, on n'en est plus très loin !

16. Professeur B. Dautzenberg – www.linternaute.com (janvier 2008).

Nous connaissons des personnes qui d'ailleurs sont complètement accros aux substituts nicotiniques depuis des années et, régulièrement, nous en accueillons dans nos stages.
Comme ces produits sont préconisés par leur médecin ou leur pharmacien, qu'ils sont en vente libre, que de nombreux spots vantant leurs *bénéfices* sont diffusés entre ceux des marques de lessive et de couches-culottes, ces *fumeurs* de patchs sont persuadés que les substituts sont totalement inoffensifs et que leur usage est complètement anodin.
Lorsque nous expliquons que la nicotine est un insecticide extrêmement puissant, un poison aussi violent que le curare, aux nombreux effets indésirables avec risque d'overdose, et qu'ils n'en ont absolument pas besoin pour vivre, ces fumeurs d'un nouveau genre, ont bien du mal à nous croire. Tant pis pour eux s'ils préfèrent restés sous le contrôle de l'industrie du tabac ; nous ne pouvons pas forcer les gens à regarder la réalité en face et ces personnes ne sont ni heureuses ni détendues parce qu'elles restent totalement prisonnières de leur écran de fumée, elles restent dans leur paradigme de fumeur.
Pour encore plus enfumer les fumeurs, les laboratoires pharmaceutiques expliquent, là aussi sans rougir, que la nicotine contenue dans les substituts est exactement la même molécule que celle contenue dans le tabac, mais qu'elle n'aurait pas les mêmes effets ! C'est la même, mais ce n'est pas la même... Et pour faire la différence, ils l'ont baptisée : nicotine thérapeutique ! Pourtant, à y regarder de plus près, les effets secondaires sont exactement les mêmes que ceux de la cigarette : pâleur, troubles digestifs, sudation, maux de tête, vertiges, troubles de la vision et de l'audition, tremblements, confusion, convulsions, difficultés respiratoires,... Cherchez l'erreur !
Quelques médecins[17] et scientifiques réagissent et essaient de dire qu'il faut arrêter de mentir aux fumeurs et de leur raconter n'importe quoi : la nicotine est un poison extrêmement violent, la

17. En exemple, Dr. E. Khalatbari, tabacologue des Hôpitaux de Lyon – mvst.free.fr (février 2003) : *« La politique moderne des fabricants de tabac d'une part et de l'industrie pharmaceutique soutenue par un certain réseau médical d'autre part est de proposer un pacte de fidélisation à la nicotine ».*

nicotine est un pesticide extrêmement puissant et son usage ne peut être en aucun cas anodin.
Espérer arrêter de fumer en utilisant des patchs et autres substituts, c'est comme espérer éteindre un feu de forêt en rajoutant du bois sur les flammes ! C'est comme tenter de se réveiller en avalant des somnifères...
Nous ne pouvons pas agir sur l'outil. Nous l'avons démontré tout à l'heure. D'autant plus qu'on cherche à vous faire croire qu'en consommant de la nicotine, vous arriverez à vous en passer. Impossible ! Comme si une marque d'essence vous disait : pour ne plus consommer d'essence, consommez la mienne.
Pourtant, il ne faut pas sous-estimer cette histoire de patchs. Elle a malheureusement sur notre cerveau et notre subconscient une grande importance, car à force d'entendre qu'il faut se coller des patchs pour se débarrasser de la dépendance à la nicotine, nous finissons par le croire et par en être persuadés. À cause de cette manipulation, notre schéma mental contient l'instruction : « La nicotine engendre une dépendance et pour se défaire de cette dépendance, il faut utiliser des patchs ».
Comme cela ne marche pas, ou n'a pas marché avec nous, nous ne remettons pas en cause l'utilisation des patchs. Bien au contraire, nous pensons que c'est de notre seule faute, que nous n'avons probablement pas assez de volonté ou tout ce que vous voulez. Bref, nous culpabilisons et l'estime de soi en prend un sacré coup ! Mais oublions le tabac une seconde.
Imaginez une personne *sucreur*[18] décidant que le sucre n'est pas nécessaire pour vivre. À partir de cet instant, elle décide de prendre son café sans sucre et vous serez d'accord avec nous pour dire que le sucre dans le café n'est pas vital. Le premier jour, cette personne est un peu surprise par l'amertume du café et prend un peu plus de temps pour le boire. Mais au bout de quelques cafés, le bon café devient pour elle, le café sans sucre parce qu'elle découvre, tout

18. sucreur / non-sucreur – par analogie avec fumeur / non-fumeur.

simplement, le goût merveilleux du vrai café. Elle s'accoutume très rapidement à ce vrai goût et si on lui propose un café sucré, elle le trouvera mauvais, voire écœurant. Elle est devenue *non-sucreur.*

Pour cette personne, le passage du paradigme du café sucré au paradigme du café sans sucre s'est fait tout naturellement, sans effort particulier, vous en êtes bien d'accord ? C'est toute la différence qu'il y a entre être dépendant de quelque chose et s'accoutumer à quelque chose. Comprenez-vous bien la nuance ?

Imaginez maintenant que depuis que nous sommes nés sur cette planète, on entende à longueur de journée (ce qui est un peu vrai à y réfléchir) que le sucre engendre une forte dépendance ; qu'il est extrêmement difficile de boire son café sans sucre ; qu'il faut énormément de volonté pour y parvenir ; qu'il faut souvent s'y prendre à six ou sept reprises avant de pouvoir réussir ; qu'il faut consulter un *sucrologue* pour se donner plus de chance, se coller des patchs au sirop de sucre et s'aider avec des antidépresseurs ou autres anxiolytiques... Vous penseriez tout naturellement, qu'il est difficile de prendre son café sans sucre. Vous seriez, ainsi, directement sous l'influence de l'industrie sucrière et dans un paradigme délimité par des montagnes de betteraves ou de cannes à sucre, qui vous empêcheraient de voir la réalité en face. Nous suivez-vous toujours ?

Le plus triste d'une certaine manière, c'est que si vous devez pour des raisons de santé, cesser toute consommation de sucre, votre médecin (devenant *sucrologue* pour l'occasion) ne vous expliquera jamais que le sucre n'est pas vital pour vous, il vous dira simplement que manger sucré, c'est mauvais pour vous... Et pour vous aider dans votre démarche, il vous conseillera de remplacer le sucre par des sucrettes.[19] Dans ce cas, vous serez un *sucreur* abstinent, mais pas un *non-sucreur.*

Cette hypothèse vous fait très certainement sourire et pourtant, vous ne devriez pas : c'est exactement le scénario qui se déroule

19. Pourtant la consommation d'aspartame (base de fabrication des sucrettes) a été mise en cause par de nombreuses études, dans l'apparition d'effets secondaires chez l'homme. L'aspartame serait à l'origine d'effets nocifs sur le système nerveux central et serait notamment impliqué dans l'augmentation de la fréquence des cancers.

avec le tabac. Il est grand temps que vous preniez tout cela très au sérieux !
Votre tabacologue va aussi vous dire que pour arrêter de fumer, vous devrez bien évidemment faire preuve de volonté et que, si vous preniez une cigarette avec votre café, mieux vaut éviter de prendre du café pendant quelque temps. Il va en plus vous dire que, si vous aviez l'habitude d'aller dans des lieux où il y a des fumeurs, mieux vaut éviter ces lieux. Il pourrait être amené à vous dire que si vous aviez l'habitude de fumer après l'amour, mieux vaut éviter de faire l'amour pendant quelque temps… Bienvenue en enfer !
La première erreur de votre médecin était de vouloir supprimer l'outil, la deuxième qu'il commet est de vouloir supprimer les situations, et vous savez que nous ne pouvons pas changer les situations de la vie (n'hésitez pas à vous reporter à votre schéma en cas de doute). Le corps médical a tout naturellement trouvé un nom pour décrire ce que nous appelons tout simplement, les situations de la vie : la dépendance environnementale !
L'homme est dépendant de ses situations, admirable ! Tous les hommes seraient donc tous des grands malades dépendants de leurs situations. Cela ne va pas être simple à gérer et en effet, pour les médecins, ce n'est pas simple. Vous pouvez comprendre à quel point le corps médical est démuni face à ce fléau qu'est le tabac.
La volonté ne sert à rien quand on se trompe d'objectif. Le corps médical ne vous explique pas pourquoi vous fumez et vous dit d'arrêter de fumer à cause des conséquences du tabac sur votre organisme. Donc, comme vous vous trompez d'objectif, votre volonté ne vous sert strictement à rien. C'est un peu comme si de Paris vous vouliez aller à Marseille et que vous preniez la direction de Lille. Vous aurez beau avoir toute la meilleure volonté du monde, vous n'êtes pas prêt d'arriver à destination !
Reprenez la maîtrise de votre cerveau et ne vous laissez plus berner par cette nécessité savamment entretenue, qu'arrêter de fumer est une histoire de volonté. Le fumeur est un être humain,

et comme tous les humains, il est doté par la nature de cette aptitude nommée « volonté ».
Pour redevenir un non-fumeur, votre volonté n'est pas du tout indispensable. Ce qui est indispensable, c'est de regarder la réalité en face, d'accepter que fumer ne sert strictement à rien et qu'il n'y a aucun avantage à fumer, et d'oser sortir des limites de votre paradigme de fumeur afin d'explorer l'autre paradigme, celui du non-fumeur. De toutes les façons, vous ne manquez pas de volonté et nous, qui avons réussi, n'avons pas plus de volonté que vous.
Si vous avez encore des doutes sur l'existence de votre propre volonté, souvenez-vous de vos premières cigarettes : Comment étaient-elles ? Elles étaient bonnes ? Non, elles étaient carrément dégueulasses, n'est ce pas ?
En général, le corps a trois réactions pour nous prévenir que vous êtes en train d'inspirer ce poison : une violente toux, la tête qui tourne et des nausées. En général, il faut s'accrocher dur pour devenir fumeur.
Savez-vous que de nombreuses personnes n'y arrivent pas, parce qu'elles n'ont pas assez de volonté pour réussir à devenir fumeur. Tous les ados essaient de devenir fumeur et nous connaissons, et vous aussi probablement, des amis qui se souviennent avoir essayé sans jamais y parvenir. La volonté ne sert à rien pour redevenir non-fumeur. La volonté ne sert qu'à prendre une décision, pas à tenir. C'est vrai avec le tabac comme avec tout.
Par exemple, essayez avec votre volonté d'arrêter de respirer. Vous aurez beau avoir toute la volonté du monde, mais à un moment ou à un autre, vous serez obligé de respirer. Idem lorsque vous voulez arrêter de fumer avec votre volonté : vous essayez de « tenir » le plus longtemps possible sans fumer et cela ne marche pas. À un moment ou à un autre, vous « craquez » et vous rallumez une cigarette. Pourquoi ? Simplement parce que votre volonté ne vous explique pas pourquoi vous fumez,

pourquoi il faut arrêter de fumer et, donc, comment faire pour sortir de votre paradigme du fumeur.
Pour vous démontrer encore que vous êtes doué de volonté : il vous est certainement arrivé de manquer de cigarette un jour ou l'autre et vous savez comme nous qu'un fumeur est capable de faire des kilomètres à pied pour en acheter. Tous les fumeurs connaissent le fameux dimanche soir à faire la queue devant le dernier bureau de tabac ouvert. On ne manque pas de volonté lorsqu'on est fumeur. On peut même aller jusqu'à dire qu'un fumeur a énormément de volonté, voire plus de volonté qu'un non-fumeur. Un fumeur est capable de faire n'importe quoi pour se procurer une « dose », il traverserait sa ville sur les mains pour se procurer son paquet de tabac !
Avec toutes les actions de prévention, les augmentations des prix du tabac, les lois, toutes les approches classiques et dites validées, basées sur l'usage de substituts et/ou de médicaments, le problème n'est pas de fumer, le problème est d'arrêter de fumer. La solution devient le problème et c'est pour cela que nous parlons d'impossible solution. Si vous avez déjà essayé d'arrêter de fumer, c'est aussi une des raisons pour laquelle vos précédentes tentatives se sont soldées par des échecs.
Toutes ces approches ne vous aident pas à voir la réalité en face et ne vous aident pas à changer de paradigme. Elles vous gardent dans le paradigme du fumeur et c'est la raison pour laquelle elles sont la plupart du temps vouées à l'échec.
Que vous soyez un homme, une femme, enceinte ou pas, jeune ou moins jeune, riche ou pauvre,... Vous êtes fumeur et le seul moyen de redevenir non-fumeur, c'est de sortir du paradigme du fumeur pour revenir dans celui du non-fumeur.

Je peux vivre sans fumer

Acceptez-vous l'idée que le seul moyen pour redevenir non-fumeur est de sortir du paradigme du fumeur pour revenir dans celui du non-fumeur ? Si votre réponse à cette question est NON, fermez ce livre immédiatement et vaquez à vos occupations pendant que vous le pouvez encore... Si votre réponse à cette question est OUI, nous vous invitons à poursuivre votre lecture.

Comment a commencé votre histoire avec le tabac ?
Elle a commencé le jour de votre naissance. Depuis que vous avez ouvert les yeux sur le monde, vous êtes entouré de fumeurs et de fumeuses. À vos yeux d'enfants, fumer faisait partie des privilèges de l'adulte et semblait parfaitement normal et naturel : quand on est grand, on fume.
Aujourd'hui, même si les jeunes enfants critiquent leurs parents fumeurs, très vite à l'adolescence, ils allument une cigarette et tombent à leur tour dans l'intox. Pourquoi ?
Parce que la cigarette a toujours un côté magique qui est soigneusement cultivé.
Les paquets de cigarettes sont de beaux objets, le nom des marques, les couleurs et graphismes choisis ne sont pas le fait du hasard. Le marketing des cigarettiers ne date pas d'hier. Comme tout est fait pour que vous fumiez, il est normal qu'un jour ou l'autre vous soyez tenté d'essayer. C'est la première phase de votre vie de fumeur : la découverte.

Même s'il trouve cela immonde, l'apprenti fumeur que vous avez été, se dit que c'est normal, qu'il faut s'y faire… Une sorte de rite d'initiation. Les premières cigarettes sont toujours perçues ainsi, comme quelque chose d'anodin qui ne prête pas du tout à conséquence. Malheureusement, pour plus d'un jeune sur deux, la première cigarette en appelle une autre, la suivante encore une autre et il saute à pieds joints... pas dans la dépendance, car la dépendance n'existe pas, mais dans le paradigme du fumeur !
Le quotidien des fumeurs est un enfer. Alors, pourquoi les fumeurs continuent-ils à fumer ?
Ce n'est pas parce qu'ils aiment fumer, ni qu'ils ont du plaisir à fumer. Vous comme tous les autres.
Parce que, sans rire, lorsque vous regardez votre vie de fumeur, cela n'a quand même rien de bien extraordinaire : vous avez moins de goût, moins d'odorat, vous toussez le matin, vous avez une odeur permanente de cendrier froid sur vous, une haleine de cow-boy, des doigts jaunes et répugnants, un teint gris et une peau ridée, des angoisses quand vous n'avez plus de cigarettes sur vous,... Et la liste n'est pas exhaustive !
Financièrement, le bilan n'est guère plus brillant : vous vous ruinez pour acheter votre drogue, quitte à vous priver ou priver votre famille de belles vacances par exemple. Nous ne sommes pas en train de vous faire la morale, cela n'est pas le but de nos propos d'autant plus que nous avons été comme vous. Le but est de vous faire saisir le ridicule de l'existence du fumeur, la petitesse de son espace de vie et de son paradigme, ainsi que l'étroitesse de son champ de vision. Vous vivez un enfer, vous vous rendez forcément malheureux, insidieusement, comme tous les fumeurs, sans savoir que c'est tout simplement parce que vous êtes fumeur.
Si vous êtes ce que l'on appelle communément un fumeur moyen, un paquet par jour, votre budget en tabac est de 2 000 euros par an !

2 000 euros par an pour avoir le droit de sortir dans le froid, sous la pluie et s'en griller une petite ; rouler la fenêtre ouverte même en plein hiver ; faire la queue le dimanche soir devant le seul tabac ouvert de la ville pour être sûr d'avoir sa dose !

À Orléans, notre ville, le seul bureau de tabac ouvert le dimanche soir est celui face à la gare. Il faut voir la queue devant ce bureau de tabac et les voitures garées en triple file pour le croire... Heureusement que le ridicule ne tue pas !

Bref, subir et accepter tout cela juste pour pouvoir se prendre votre dose de drogue… Là encore, franchement, si c'est ça votre liberté et votre bonheur !

N'inversez pas le problème. N'oubliez pas qu'il ne faut pas arrêter de fumer pour le bilan peu glorieux que nous venons d'évoquer, qui n'est que la simple conséquence de votre tabagisme. Il faut que vous arrêtiez de fumer parce que fumer ne vous apporte strictement rien, mais, en redevenant non-fumeur, sachez tout de même que vous éviterez toutes ces épreuves, que vous réaliserez de substantielles économies et que le bilan, de l'action d'arrêter de fumer, ne pourra être que positif... Ce bilan positif n'étant, lui-même, que la simple conséquence de votre retour à votre état de non-fumeur.

Être fumeur, sur le plan psychologique, ce n'est pas vraiment simple non plus !

Nous ne pouvons pas dire que le statut de fumeur soit un statut très valorisé et très valorisant dans nos sociétés aujourd'hui, et cela ne va pas aller en s'arrangeant.

Aujourd'hui, le fumeur est presque considéré comme un paria et cela ne l'aide pas, bien au contraire. Le fumeur interprète ce jugement comme une atteinte à sa liberté, cela le stresse et comme il est convaincu que fumer le déstresse, il fume encore plus.

Regardez d'un peu plus près. Vous êtes chassé de partout. Vous ne pouvez plus fumer dans les trains, les avions, les gares y compris sur les quais, les aérogares, les cinémas et les théâtres, les bars, les restaurants, les hôtels, les boîtes de nuits, les entreprises, tous les lieux publics et bien souvent, même chez vous... Vous êtes même chassé des lieux de « convivialité », un comble ! Vous êtes parqué sur des terrasses, dans des cabines pour fumeurs, au boulot sous un vague abri à vélos en plein courant d'air... Bref, vous ne pouvez pas dire que ce soit vraiment le bonheur !

En tant que fumeurs, nous, nous n'avons pas connu les dernières mesures prises par les pouvoirs publics puisque nous avons arrêté bien avant.

Malgré tout, nous connaissions des moments d'angoisse terrible lorsque nous étions fumeurs, avec les mêmes questions dans la tête : Est-ce que je pourrai fumer ? Où ? Et à quel moment ? Une totale obsession, toute autre préoccupation passait après. Quelques exemples nous reviennent à l'esprit.

Être invité chez des amis qui ne fumaient pas ou que nous ne connaissions pas. Christophe avait résolu le problème définitivement en déclinant systématiquement toute invitation. Jean faisait face à la difficulté avec plus de courage en mettant en place une véritable stratégie : balayage des lieux afin de repérer les cendriers et/ou fumeurs et si ce repérage était négatif, mise en place d'un plan B avec utilisation de prétextes plus ou moins fallacieux pour pouvoir s'échapper et fumer !

À une époque, les non-fumeurs n'étaient pas considérés comme des bons vivants. C'était même tout le contraire, des casse-pieds. Ils n'étaient pas des bons vivants et pourtant ils ne se tuaient pas comme nous à petit feu avec du poison. D'ailleurs, qu'est-ce qu'un bon vivant ? C'est une personne qui fume, qui picole et qui mange trop. Vous ne trouvez pas qu'on les enterre très jeunes, les bons vivants ? Ils partent de très bonne heure, en général, les bons vivants. Les cimetières sont remplis de bons vivants morts trop tôt !

Nous avions un oncle, oncle Éric, qui était un bon vivant. Avec nos cousins, nous le surnommions tonton Briquet ! Parce qu'il avait toujours un briquet à la main. Il jouait tout le temps avec et dans sa maison, il y en avait partout. C'était un joyeux drille. Nous nous amusions bien quand nous allions chez lui et nous entendions nos parents qui disaient qu'on le regretterait tous quand il ne serait plus là. Cela n'a pas tardé ! À 47 ans, il était déjà dans la tombe, tonton Briquet, et il est vrai que tout le monde l'a regretté, car il y avait beaucoup de monde à son enterrement. C'est un souvenir de notre enfance et il est probable que dans votre entourage, vous ayez un exemple similaire.

Fermons notre parenthèse sur les bons vivants et reprenons notre exemple.

Au début de la soirée avec les trois cigarettes que vous avez fumées pendant le trajet, avec la dernière que vous avez *avalée* à toute *pompe* juste avant d'appuyer sur le bouton de la sonnette, vous vous tenez bien et personne ne fume, les autres fumeurs ayant fait la même chose de leur côté. Puis vous attendez désespérément le signal, que quelqu'un sorte enfin son paquet de cigarettes.

Vous savez vivre, vous fumez beaucoup, mais vous ne pouvez pas avouer que vous êtes dépendant, vous ne pouvez tout de même pas *dégainer* en premier... Question de fierté. Ce n'est pas possible quand même ! Il y a bien quelqu'un qui va se décider... Cela devient insupportable ! Il suffit que vous ne puissiez pas fumer pour que cela vous mine le crâne, et vous n'arrêtez pas d'y penser : *« Quand vais-je enfin pouvoir m'en griller une ? »*. Vous n'entendez même plus la conversation des gens autour de vous. Vous n'avez plus qu'une envie, celle de fumer. Vous ne voyez même plus ce qu'il y a dans votre assiette : vous ne pensez plus qu'à cette fichue cigarette.

Puis n'y tenant plus, vous craquez et vous demandez à votre hôte : *« Cela ne vous ennuie pas si je fume ? »* et votre hôte avec une certaine compassion, vous répond *« Oui, oui, bien sûr, mais soyez gentil d'aller dans la cuisine, la fenêtre est ouverte »*. Rien que d'entendre cette phrase, la honte vous saisit, ce qui ne vous empêche pas de répondre avec beaucoup d'aplomb : *« Non, non, je sens bien que cela vous dérange. Ne vous inquiétez pas pour moi, je peux m'en passer sans problème »*. Mauvaise pioche ! Vous vous traitez de tous les noms d'oiseaux, vous vous maudissez jusqu'au moment, où n'y tenant plus, vous allez inventer un prétexte pour enfin pouvoir en fumer une, depuis le temps que vous l'attendez : *« Je peux vous demander, où sont les toilettes ? »* et vous en profiter pour filer dehors, ou bien, *« J'ai oublié mes lunettes dans la voiture. »* ou bien *« Je crois que j'ai oublié de fermer la voiture »* ou bien *« Vous croyez que c'est prudent, j'ai laissé ma sacoche dans la voiture. »* ou bien *« Je vais passer un petit coup de fil à la maison, pour voir si les enfants vont bien. »* ou bien si vous êtes venu en bus *« Je vais vérifier l'horaire du bus de retour »*... Mais le must en matière de prétexte, un grand merci à la technologie, c'est le téléphone portable ! Le nombre de faux appels à passer ou reçus, c'est incroyable... Tout ça afin de pouvoir sortir sur le balcon ou le palier, dans le jardin ou dans la rue, quel que soit la météo, pour en griller une, vite fait bien fait, jusqu'à mettre le mégot dans la poche pour éviter de laisser des indices… Comme un criminel !

Tous les fumeurs connaissent ces bonnes soirées, ces cérémonies de mariage qui durent des heures, ces situations, où la décence les empêche de fumer.

Au cours de nos stages, tous les fumeurs nous ont confirmé avoir vécu ces expériences et les avoir très mal vécues, même s'ils n'en attribuaient pas réellement la raison au fait de fumer. Seuls les fumeurs connaissent ces expériences, les non-fumeurs ne les connaissent jamais !

Après cela, le tabac est-il toujours synonyme de convivialité ? Le tabac, c'est absolument le contraire de la convivialité, il vous rend complètement asocial.

Lorsque vous regardez de près ce qu'est votre vie de fumeur, elle n'est pas vraiment excitante. C'est même plutôt une vie assez stressante. C'est même carrément l'enfer. D'ailleurs, que disent tous les parents, fumeurs comme non-fumeurs, à leurs enfants lorsqu'ils parlent du tabac : *« Surtout, ne commence jamais ! »*. Ce qui veut dire que tous les parents n'espèrent qu'une seule chose : que leurs enfants n'allument jamais leur première cigarette, parce qu'une cigarette suffit pour qu'un jeune sur deux devienne fumeur. Un jeune sur deux ! Nous espérons de tout notre cœur, en tant que parents, leur éviter l'enfer de la vie du fumeur.

Votre vie de fumeur est même un double enfer. Quelle alternative s'offre à vous ? Soit vous continuez à fumer et vous risquez d'attraper une sale maladie, sans parler de toutes les autres conséquences vues précédemment ; soit vous essayez d'arrêter de fumer et votre vie va se transformer en cauchemar parce que votre paradigme inclut l'idée que vivre sans tabac n'est absolument pas possible.

Chez vous d'ailleurs, comme aussi chez tous les fumeurs, la peur de l'arrêt est bien supérieure à la peur de tomber malade. Pour une raison extrêmement simple : l'arrêt du tabac, c'est aujourd'hui. L'action immédiate est là, juste devant vous, alors que la maladie, c'est une hypothèse lointaine, une hypothèse un peu irréelle que vous reléguez au fin fond de votre cerveau. Personnellement, nous n'en avions jamais pris conscience avant de redevenir non-fumeurs. L'arrêt, avec ses peurs et ses inquiétudes, c'est aujourd'hui. La maladie, c'est demain. C'est d'ailleurs une des raisons pour laquelle vous n'avez pas arrêté de fumer. Et cela confirme une fois de plus que vous ne devez pas arrêter de fumer à cause des risques du tabac sur la santé. Ne vous trompez surtout pas sur la vraie motivation à l'arrêt du tabac : vous devez le faire parce que fumer ne vous apporte rien et uniquement pour cette raison !

Vous savez aussi comme nous que c'est dans la nature de l'homme de repousser à plus tard quelque chose qu'il a peur de faire ou qui lui demande quelques petits efforts, d'autant plus s'il est convaincu que ce sera difficile.

Pour preuve, lorsqu'il y a une fuite à la chasse d'eau par exemple, vous vous dites que vous regarderez le problème demain ou le week-end prochain. Les jours passent, les week-ends aussi d'ailleurs, la chasse d'eau fuit toujours et vous vivez avec. Madame râle bien, mais la fuite d'eau est toujours là... Et lorsque la petite fuite de la chasse d'eau se transforme en chute du Niagara, vous vous décidez enfin à agir : vous réparez.

Soyez rassuré, nous sommes tous pareils face à la chasse d'eau ou à toute autre difficulté, nous ne sommes pas meilleurs que vous et nous fuyons l'adversité avec toujours beaucoup de dignité.

Seulement, avec le mécanisme de la chasse d'eau, ce n'est pas très grave. Vous le bricolez ou vous le changez et c'est fini. Avec une maladie comme le cancer ou une autre nécessitant une amputation (2 500/an), une fois qu'elle est là, elle est bien là. Il est trop tard pour faire machine arrière.

Pour résumer, quand vous êtes fumeur, vous avez le choix entre l'enfer et l'enfer !

Vous pensez alors à juste titre, que face à votre situation, il n'y a pas de solution. Quelque part, vous pensez que vous êtes condamné à fumer, vous vous résignez d'autant plus si vous avez fait plusieurs tentatives, et vous espérez au fond de vous que la maladie vous épargne. Vous en êtes même à espérer secrètement, qu'un miracle se produise et qu'un beau matin, vous vous réveillerez non-fumeur ! Que vous allez sortir de ce cauchemar, de cet enfer !

Autant vous dire la vérité tout de suite : avec le tabac, comme avec toutes les drogues, il n'y a pas de miracle et il n'y en aura jamais. Mais, il nous semble vous l'avoir déjà dit au début de ce livre.

Il y a cependant une chose extrêmement importante que vous devez avoir comprise, maintenant : les non-fumeurs ne vivent pas dans l'enfer permanent qu'est le vôtre. Ils sont à des milliers de kilomètres de votre enfer, les non-fumeurs ! Ils ne se demandent pas à longueur de journée comment ils vont faire pour vivre sans tabac. Les non-fumeurs ne se posent jamais ce genre de questions. Pourquoi ? Tout simplement parce qu'ils sont dans le paradigme du non-fumeur. Cela peut vous sembler un peu difficile à imaginer. Pourtant, la solution pour vous, c'est bien d'imaginer dès maintenant, que vous allez pouvoir vivre sans fumer d'une part, et d'autre part, c'est surtout d'accepter totalement cette incontestable réalité.

Arrêtez de vous raconter des carabistouilles à propos du tabac, et regardez la réalité en face ! Et surtout, ne la refusez plus, cette réalité : acceptez-là !

Vous avez bien compris dès le début de votre lecture, que nous n'avions pas vocation à vous faire la morale, nous ne sommes pas meilleurs que vous, et que nous n'étions pas là non plus pour vous faire peur, pour vous expliquer que fumer c'était mal et qu'il fallait arrêter de fumer parce que fumer c'est mauvais pour la santé. Vous ne devez cesser de fumer et redevenir un non-fumeur que parce qu'être fumeur n'apporte rien de bon. Vous n'êtes pas fait pour fonctionner avec du tabac et vous ne pouvez donc en tirer aucun bénéfice.

Toutefois, même si l'intention ici, n'est pas de vous faire peur ni de vous culpabiliser, il nous parait nécessaire et important de vous informer sur une réalité : l'industrie du tabac est l'industrie la plus meurtrière au monde !

Nous maintenons cette partie informative tirée de nos stages, parce que les fumeurs nous confirment à chaque fois, ne pas connaître l'effroyable réalité qui suit.

Que cela vous plaise ou non, fumer une cigarette n'est pas un acte banal. Le tabac est le seul produit de consommation courante qui tue prématurément un consommateur sur deux. Un salarié fumeur sur deux n'atteint pas l'âge de la retraite.

L'industrie du tabac est la seule industrie au monde qui tue directement la moitié de ses propres clients. Ce qu'elle sait depuis toujours entre nous soit dit et elle aimerait bien, d'ailleurs, ne plus tuer ses clients. Évidemment, non pas pour des raisons humanitaires, mais simplement parce que cela lui permettrait de ne pas devoir remplacer ses clients en permanence. Les industriels du tabac dépensent des milliards chaque année pour essayer de trouver la solution impossible : des cigarettes qui ne tuent pas ! Solution impossible parce que, tout simplement, nos poumons ne sont conçus que pour respirer de l'air propre. C'est la réalité : que vous le vouliez ou non, fumer est un acte contre-nature. Votre corps n'est pas conçu pour fonctionner avec du tabac. Essayez de donner de l'essence à votre moteur diesel… Il ne va pas le tolérer longtemps et s'arrêter de *tousser* très très rapidement !

On ne peut pas transformer un poison aussi violent en une innocente petite douceur à consommer !

Aujourd'hui, l'industrie du tabac ne nie plus les risques liés à son produit, ce qui est un changement très récent. Imperial Tobacco, qui est un des quatre géants du tabac, déclare dans un communiqué de presse[20] : *« Qu'il n'existe aucun produit du tabac sans danger. La façon la plus efficace d'éviter les risques consiste à n'utiliser aucun produit du tabac ».* On ne peut être plus clair !

Il y a plus de six cents additifs dans une cigarette, dont beaucoup sont déclarés par les autorités, cancérigènes, d'autres neurotoxiques (c'est-à-dire qu'ils attaquent votre système nerveux) et d'autres encore sont la cause de mutations génétiques… Ces additifs représentent environ un quart du poids de votre cigarette.[21]

Cinq mille substances différentes s'échappent d'une cigarette lors de sa combustion. Cinq mille ! 4 %, c'est le taux de monoxyde de carbone contenu dans la fumée de votre cigarette ! Autant vous dire que si votre cigarette devait respecter les

20. Imperial Tobacco Canada – communiqué de presse du 24/01/2008.

21. GISME – voir note n° 2.

normes antipollution de nos voitures, elle ne passerait pas le contrôle technique, elle serait immédiatement recalée !
Le tabac tue prématurément 70 000 Français par an[22], soit 190 morts par jour. Un avion qui s'écrase tous les jours sur le territoire national ! Une véritable hécatombe ! Imaginez-vous découvrir chaque jour, en première page des journaux : *« Encore un crash aérien, la série noire continue, aucun rescapé, 190 victimes ! ».*
Entre parenthèses, rajoutons que dans ce cas les pouvoirs publics activeraient immédiatement le principe de précaution et que, plus aucun avion ne pourrait voler avant le résultat des enquêtes. Regardez simplement ce qui se passe lors d'une suspicion de grippe aviaire : deux canards sont peut-être contaminés, on n'en est même pas sûr et on abat toutes les volailles dans une région entière, on désinfecte tous les lieux, on oblige les véhicules à rouler dans des bacs de décontamination...
L'industrie du tabac doit donc retrouver au minimum ce nombre de 70 000 clients chaque année, rien que dans notre pays, si elle veut simplement maintenir son chiffre d'affaires. Les femmes, puis les jeunes sont devenus ses nouvelles cibles privilégiées. Les cigarettes au goût chocolat, au goût fraise, au goût vanille, au goût menthol, les petits cigares, les tabacs à rouler avec des packagings attirants et valorisants ont été développées dans le seul but d'attirer les jeunes adolescents et d'en faire des consommateurs réguliers le plus tôt possible. Cette industrie réussit assez bien en la matière (si on peut dire), puisque l'âge moyen de la première cigarette, est onze ans !
Bien qu'elle ose s'en défendre officiellement, l'industrie du tabac fait tout ce qui est en son pouvoir, et il est grand, pour transformer nos enfants en client. Très insidieusement, elle s'adapte et évolue.
Nos enfants appellent les cigarettes au goût fraise ou au goût chocolat, les *cigarettes-bonbons*. Un nouveau paradigme est né : les cigarettes sont devenues des bonbons. Du coup, de nombreux

22. Chiffre concernant l'année 2007.

parents tombent dans ce piège. Il faut bien savoir que ces nouvelles cigarettes sont très loin des simples cigarettes en chocolat de notre enfance : elles sont exactement comme les autres cigarettes, avec les mêmes taux de nicotine et de goudron, pour ne parler que de ces deux toxiques...

La *cigarette-bonbon* est à la mode chez les 11-14 ans. Après, il leurs est vivement recommandé de passer au narguilé. Cela fait fureur aujourd'hui et toute bonne rencontre entre jeunes se fait autour d'un narguilé.

Demain, si par le plus grand des hasards, la cigarette n'était plus en vogue, ces adolescents devenus adultes se tourneraient vers le *snus*, cette poudre de tabac vendue en sachet que l'on place entre la gencive et la lèvre et qui fait *un tabac* (si on peut dire) en Suède et en Norvège.

Nos jeunes pourraient, aussi, être tentés par la cigarette électronique (*e-cigarette*), qui ne dégage peut-être pas de monoxyde de carbone, mais qui *carbure* quand même à la nicotine et autres produits, dont des éthers de glycol que l'on trouve, aussi, dans les peintures, vernis, encres, colles, détergents, décapants, traitements anticorrosion, fluides de coupe et de dégraissage, nettoyants pour vitres,...

Comme ils l'ont fait avec le tabac au XVIe siècle, des médecins n'hésitent pas à se précipiter dans ces nouveaux paradigmes : en recommandant le *snus* en lieu et place de la cigarette classique, et bientôt, probablement, les *e-cigarettes*...

Soyez complètement rassuré ! L'industrie du tabac veille sur ses intérêts. Vous pouvez, malheureusement, lui accorder toute votre confiance : elle trouvera toujours de nouveaux moyens pour vendre son poison.

Dans le monde, le tabac a fait 150 millions de victimes au XXe siècle, soit plus que toutes les guerres réunies sur vingt siècles, et le tabac va faire un milliard de victimes sur la planète au cours du XXIe siècle ! C'est la prévision de l'Organisation mondiale de la santé.

Le tabac est la première cause de cancer, la principale cause des affections cardio-vasculaires, les fameux infarctus. C'est aussi une cause directe d'amputation, car l'usage du tabac bouche vos artères. C'est la première cause des BPCO[23]. C'est aussi une source non négligeable de misère et de pauvreté ; vous avez des personnes qui préfèrent mettre leur argent dans le tabac plutôt que dans la nourriture. Le tabac est une grande source de misère et de pauvreté. Plus on est pauvre, plus on fume et plus on fume, plus on s'appauvrit. Toutes les associations caritatives vous le confirmeront.

La mode est au développement durable et au marché équitable, et bien, avec le tabac, on a tout faux ! Vraiment tout faux...

Le tabac est l'une des cultures qui emploient le plus de produits phytosanitaires et d'engrais au monde. L'exploitation et la transformation du tabac sont extrêmement consommatrices de bois et sont la cause de destruction massive de forêts.

Savez-vous qu'il faut abattre un arbre pour fabriquer, seulement, 300 petites cigarettes. Bien entendu cet arbre abattu n'est pas remplacé. L'industrie du tabac offre des primes aux cultivateurs des pays en voie de développement, pour qu'ils détruisent leurs cultures traditionnelles et leurs forêts et qu'ils y plantent du tabac. En plus des conséquences sur l'environnement, les populations de ces pays pauvres viennent à manquer de céréales qui sont la base de leur alimentation. Les cours mondiaux s'envolent, la famine s'aggrave et les populations s'enfoncent encore un peu plus chaque jour dans la pauvreté et la misère[24].

Savez-vous aussi que, d'après l'ONU, l'industrie du tabac est le principal exploiteur de main-d'œuvre infantile, y compris dans des pays proches de chez nous. Et oui, même dans nos pays occidentaux ! Rappelez-vous du tollé général, du matraquage médiatique, lorsqu'il a été découvert que des grandes marques faisaient fabriquer leurs chaussures de sport par des enfants en Chine... Pour le tabac, rien, silence total !

23. BPCO = Bronchite pulmonaire chronique obstructive.
24. « Tabac et pauvreté, un cercle vicieux » – OMS (2004).

Le bilan écologique du tabac n'est pas brillant et il s'aggrave encore en France, avec l'apparition de puissants moyens de chauffage, au propane pour la plupart, installés sur les terrasses des cafés, brasseries et restaurants depuis le 1er janvier 2008, date de l'entrée en vigueur de l'interdiction de fumer dans ces lieux.
Afin de compléter l'aspect écologique du tabac, nous pourrions aussi parler des hectares de forêt qui disparaissent chaque année dans le sud de la France à cause de mégots d'automobilistes fumeurs et indélicats. Des mégots qui jonchent nos rues et nos plages... Un million de tonnes par an dans le monde qui met plusieurs années à s'éliminer.
Peut-être, êtes-vous contre ou tout simplement méfiant, au sujet des cultures d'OGM ? Si c'est le cas, avec le tabac, vous avez, là-aussi, tout faux... Le tabac ayant été la première des cultures, dès les années 1950, à développer et exploiter des plans OGM !
C'est à partir de ces mêmes années 1950 que les études prouvant les dangers du tabac ont commencé à se multiplier.
Début 1954, devant les menaces pesant sur leurs activités, les industriels américains du tabac ont diffusé dans la presse « une franche déclaration aux fumeurs »[25]. Il fallait quand même oser ! Car contrairement aux fumeurs qui peuvent avoir peur, l'industrie du tabac, elle, n'a peur de rien. Dans cette déclaration, les industriels du tabac soutiennent calmement que la santé publique est une de leurs priorités et qu'ils sont prêts à collaborer avec les scientifiques sur les éventuels dangers du tabac, tout en déclarant que, de toute façon, ils sont persuadés que leurs produits n'ont aucune incidence négative sur la santé des fumeurs et ils récusent toutes les études prouvant le contraire, notamment celles sur le cancer du poumon provoqué par le tabac !
Pourtant, vers la même époque, un cadre supérieur de cette

25. A franck statement to cigarette smokers (04/01/1954).
26. « Tabac, retenez votre souffle » – documentaire de N. Collot (2005).

industrie disait : *« On la vend, cette merde, on ne la fume pas ! »*[26]. Pour mémoire, dès l'apparition du tabac dans nos sociétés, on en connaissait déjà les dangers. Au XVIIe, un médecin français[27], assez en avance sur son temps d'ailleurs, a écrit une thèse sur les dangers du tabac, thèse qu'il concluait en disant que l'usage du tabac raccourcissait la durée de la vie ! On ne pouvait pas être plus clair. Évidemment, ce médecin ne disposait pas des moyens d'analyse actuels, mais l'observation du corps humain et les autopsies des fumeurs étaient déjà sans appel. Les dangers du tabac sont connus depuis toujours et l'industrie du tabac nous ment depuis toujours sur la réalité des dangers du tabac, en parfaite connaissance de cause et sans aucun scrupule.

Vous ne pouvez pas imaginer tout ce que nous avons découvert depuis que nous travaillons sur ce sujet, et tout ce que nous continuons à découvrir au fil des semaines.

L'industrie du tabac n'ignore pas l'absence de dépendance physique de son produit, elle l'a d'ailleurs publiquement déclarée devant un tribunal américain[28] ; c'est peut-être la seule fois que cette industrie ne mentait pas. L'industrie du tabac met donc tout en œuvre pour essayer de renforcer le phénomène d'accoutumance et l'effet « shoot » de la cigarette.

Savez-vous pourquoi une marque (commençant par un M) de cigarettes est la plus vendue au monde ? Parce que ses cigarettes contiennent plus d'ammoniac que celles des autres marques.

L'ammoniac a deux effets : le premier est de faciliter l'inhalation de la fumée en limitant la toux ; le second, tout aussi vicieux, est de créer une modification chimique de la nicotine (passage d'une forme acide à une forme basique) afin d'en rendre l'assimilation beaucoup plus facile pour votre corps. Cette simple action permet d'accélérer la diffusion de la nicotine dans l'organisme et d'en multiplier l'effet par cent.

27. Docteur Fagon, 1638-1718. Médecin personnel de Louis XIV.

28. En 1990, 46 États américains ont intenté un recours collectif à l'encontre des industries du tabac pour dommage subit en matière de santé publique et le 14 avril 1994, les sept dirigeants des principales compagnies du tabac US, appelés à la barre, répondent sous serment « Non » à la question posée par le président du tribunal : la nicotine rend-elle dépendant ?

Savez-vous pourquoi l'industrie du tabac incorpore au tabac de nombreux solvants ? La réponse est très complexe pour que nous puissions y répondre et dépasse certainement nos propres connaissances en chimie. Mais, amusez-vous à faire une petite expérience. Prenez un morceau de carton et déposez un peu d'eau dessus. Vous pouvez constater que l'eau ne pénètre pas le carton. Prenez une goutte de produit vaisselle et posez-la sur l'eau. Vous constatez alors que l'eau avec le produit vaisselle est immédiatement absorbée par le carton. Nous pouvons donc imaginer par comparaison que la même chose se produit dans les poumons : les solvants permettant aux composants de la fumée d'être absorbés par les poumons, en créant un effet *mouillant*.

Savez-vous, aussi, pourquoi l'industrie du tabac est l'une des principales industries consommatrices de cacao ? La réponse qui vous vient immédiatement à l'esprit : *« Pour donner du goût »*. Grosse erreur !

Le cacao contient un bronchodilatateur, la théobromine. Il y en a d'ailleurs dans les sprays utilisés par les asthmatiques. Lorsque vous avalez la fumée de votre cigarette, vos bronches vont être dilatées, augmentant ainsi la surface d'échange et permettant à la nicotine, de passer beaucoup plus rapidement dans le sang.

Nous pourrions, aussi, vous parler de la vanille, cette délicieuse gousse aromatique dont l'usage par l'industrie du tabac n'a pas pour but premier de parfumer les cigarettes... Et des centaines d'autres ajoutés au tabac et des 250 autres produits entrant dans la fabrication des filtres, chacun avec un but précis et en toute connaissance de cause par des fabricants peu scrupuleux.

Tous les additifs comme l'ammoniac, le cacao, et tant d'autres, entrant dans la fabrication des cigarettes, mais aussi dans celle de tous les autres modes de consommation du tabac, ont un seul but, celui de créer et renforcer l'effet « shoot ». Il est fort à parier, que l'industrie du tabac profite des *cigarettes-bonbons* pour

renforcer les effets chimiques du cacao, de la vanille,... Sans rien dire à personne, bien-sûr !
Nous pourrions, aussi, vous dire encore que cette industrie organise, elle-même, la contrebande de cigarettes dans de nombreux pays ; qu'elle paye des scientifiques[29] afin d'organiser le mensonge, ainsi que des acteurs afin de promouvoir ses produits. Il y a quelques années, l'acteur Sylvester Stallone avait accepté 500 000 $ pour fumer dans cinq films…[30]
Vous n'avez pas que des amis en face de vous !
Le tabac est une drogue et, comme toutes les drogues, il modifie votre perception de la réalité. C'est la raison pour laquelle, il vous est compliqué de sortir de votre paradigme de fumeur tant que vous n'avez pas conscience de cet effet. Le tabac vous anesthésie et modifie votre perception de la réalité.
Nous reviendrons sur ce point, lorsque nous aborderons les effets du tabac dans votre corps.
Arrêtez de vous raconter des histoires à vous-même et aux autres. Retrouvez votre lucidité, retrouvez votre liberté de penser et d'agir ! Qui que vous soyez, un homme, une femme, enceinte ou pas, cadre dirigeant ou ouvrier,... comprenez-vous bien que vous n'avez absolument pas besoin de fumer pour vivre, bien au contraire. Quoi que vous puissiez en penser, le tabac n'est pas vital pour vous, vous n'êtes pas « étudié » pour fonctionner au tabac. Car si vous y réfléchissez deux secondes, nous sommes tous nés libres, égaux et non-fumeurs ! Vous n'êtes pas né fumeur, vous avez été contraint à le devenir.
Vous viviez avant d'allumer votre première cigarette. Vous aviez des moments de plaisir et des moments de tension, des bons et des mauvais moments. Vous n'éprouviez aucunement le besoin de fumer avant d'allumer votre première cigarette.
Qu'est ce que cela veut dire ? Cela veut dire que le tabac n'est pas vital pour vous. Vous n'en avez pas besoin pour vivre parce

29. Par exemple, l'affaire Ragnar Rylander (2001) : ce professeur de la faculté de médecine de Genève a collaboré secrètement pendant 30 ans avec Philip Morris. Son credo : organiser des symposiums pseudo-scientifiques et publier des études conformes aux attentes de l'industrie du tabac. L'objectif : faire croire à l'innocuité de la fumée passive.
30. Contrat de juin 1983 avec la société Brown & Williamson.

que vous n'êtes pas conçu pour. C'est le point essentiel à retenir de ce chapitre.

Arrêtez de vous mentir à vous-même : ni vous, ni nous, ni aucun être humain sur cette planète n'a besoin de tabac pour vivre. Êtes-vous d'accord avec cette idée force ? Que vous ne sachiez pas comment faire est un autre point et nous l'aborderons en temps utile. Continuons à prendre les choses dans l'ordre.

L'eau est vitale pour vous. L'air que vous respirez est vital pour vous. Si vous ne buvez pas, si vous ne respirez pas, vous en mourrez. Si fumer tue, ne pas fumer, ne tue pas. Le tabac n'est absolument pas vital pour vous et si vous ne fumez pas, vous n'en mourrez pas ; au contraire, vous revivrez !

Le tabac n'est vital pour personne et personne n'en a besoin pour vivre, y compris vous. Accepter cela est une étape importante pour sortir du paradigme du fumeur. Il n'y a pas d'autre possibilité. Ne vous cachez plus derrière l'écran de fumée de votre cigarette. Ne vous mentez plus.

La dépendance, c'est quoi ?

Acceptez-vous l'idée que le tabac n'est pas vital pour vivre ? Si votre réponse à cette question est NON, fermez ce livre immédiatement et vaquez à vos occupations pendant que vous le pouvez encore... Si votre réponse à cette question est OUI, nous vous invitons à poursuivre votre lecture.

Dans ce chapitre, nous allons analyser et vous allez comprendre ce qui vous a fait croire que fumer était vital pour vous. Pour cela, nous allons examiner les mécanismes de l'intox, le premier de ces mécanismes étant la dépendance.

La dépendance, qu'est-ce que c'est ? C'est être subordonné à, c'est ne pas pouvoir vivre sans une chose, c'est-à-dire que cela est vital. Nous sommes dépendants de l'air que nous respirons, de la nourriture que nous mangeons, sans cela nous mourrons. Dans une entreprise, dans la vie de famille, nous sommes dépendants les uns des autres. Une personne âgée ou handicapée, qui ne peut plus réaliser certains gestes seule, va devenir dépendante des personnes qui l'assisteront dans la réalisation de ces gestes. Nous pouvons donc dépendre de quelqu'un ou de quelque chose et, si ce quelqu'un ou ce quelque chose nous manque, nous mourons.

Pour nous, et notre expérience confirme chaque jour notre analyse, cette définition a été complètement détournée pour justifier une incompétence à résoudre le problème du tabac. Au sens réel du terme, nous ne pouvons pas dire que nous sommes dépendants du tabac puisque nous n'avons pas besoin du tabac pour vivre. Avec ce recadrage, nous bousculons des idées communément admises.

Le monde médical a inventé trois types de dépendance, on se demande bien pourquoi d'ailleurs… Peut-être, pour justifier son échec en la matière ? C'est si difficile d'arrêter de fumer qu'on ne peut lui en vouloir. Comme on dit : pourquoi faire simple lorsqu'on peut faire compliqué !
Et le monde médical inventa trois dépendances :
– la dépendance physique,
– la dépendance psychologique,
– la dépendance environnementale.
Le paradigme du fumeur a été construit de telle façon que le fumeur pense qu'il va devoir se battre et lutter contre ces trois dépendances pour espérer s'en sortir. Vous conviendrez avec nous qu'on a beau être très fort, très courageux, avoir toute la volonté du monde : lutter contre trois ennemis à la fois, c'est quasiment impossible. Cela l'est d'autant plus lorsque ces ennemis n'existent pas ! C'est pourtant simplement à cause de cela que le fumeur pense que le tabac est vital pour lui.
Là où nous avons identifié trois conditions pour que le fumeur fume, le monde médical a imaginé trois dépendances.
Regardez votre schéma et voyez que vous pourriez faire le parallèle entre :
– outil et dépendance physique,
– situation et dépendance environnementale,
– intox et dépendance psychologique.
Ce qui, bien évidemment, n'a rien à voir.
Votre intox est la conséquence directe de votre paradigme de fumeur dans lequel vous êtes enfermé. Votre intox s'est si solidement ancrée dans votre crâne au fil des ans, que vous en êtes arrivé à un tel point, qu'à chaque fois que vous pensez au tabac, vous êtes totalement persuadé que les réponses que vous trouvez sont vraies. Vous ne les remettez jamais en cause.
C'est pour cela, si vous vous en souvenez, que le fumeur qui veut arrêter de fumer à cause des risques du tabac a très peu de

chances de réussir, car il ne remet jamais en cause sa vision du tabagisme. Alors qu'en réalité, vous ne vous êtes jamais posé la question de savoir si ce que vous pensiez du tabac était vrai ou pas. Vous le savez. C'est tout.

Un exemple très simple. Si nous vous racontons qu'une sardine a bouché le port de Marseille, alors que cette information n'a aucune conséquence sur votre vie, vous allez, pourtant, douter de la véracité de nos propos. Cependant, dans ce cas non vital pour vous, vous avez presque tort de douter, l'histoire est presque vraie. Il s'agissait d'un bateau baptisé « la Sartine », qui avait coulé à l'entrée du port de Marseille (mai 1780), bateau rebaptisé par moquerie « la Sardine » par les Marseillais.

C'est vraiment là où l'industrie du tabac est très forte : elle a réussi à nous faire passer pour vrai le contraire de la réalité et elle entretient brillamment le mensonge. Le monde médical aussi d'ailleurs, mais c'est une autre histoire. Souvenez-vous de ce que nous écrivions au début : plus le mensonge est gros, plus il a de chance de passer.

L'industrie du tabac vous garde sous son influence.

Si nous voulions prendre une image simple : vous êtes exactement dans la situation de quelqu'un qui croit dur comme fer que 2 + 2 = 10. Vous allez vous rendre compte très vite que ce que vous pensez aujourd'hui du tabac est non seulement faux, mais c'est surtout tout le contraire de la réalité. Dans votre vision du tabac, vous nagez en permanence dans une illusion. Nous étions comme vous d'ailleurs, n'ayez aucun doute là-dessus !

L'illusion engendrée par la consommation de tabac fonctionne exactement comme une illusion d'optique.

Prenons un exemple. Lorsque vous êtes dans un train en gare et que le train sur la voie d'à côté démarre, vous avez toujours l'impression que c'est votre train qui démarre. Si vous vous contentez de ce que vous voyez, votre cerveau est incapable de saisir la réalité et il vous envoie le message que c'est votre train qui démarre. C'est simplement en réfléchissant et en regardant autour de vous afin de prendre d'autres repères, que vous pouvez comprendre que c'est en réalité, le train d'à côté qui démarre, parce que vous avez donné à votre cerveau de nouveaux moyens d'analyse lui permettant de corriger son erreur.

Avec le tabac, c'est exactement la même chose : vous êtes en pleine illusion d'optique. La seule chose que vous ayez à faire, finalement, c'est d'accepter de réfléchir et de traverser l'écran de fumée de votre paradigme de fumeur afin de prendre d'autres repères et donner ainsi à votre cerveau les nouveaux moyens lui permettant de corriger son erreur.

Pouvoir voir, enfin la réalité, réfléchir et traverser l'écran de fumée, il n'y a que vous qui puissiez décider de le faire et le faire.

Afin de vous aider, examinons quelques idées reçues au sujet du tabac, et elles sont nombreuses !

Prenons l'expression : *« La cigarette du condamné »*. Nous la connaissons tous, et nous l'avons vu dans des tas de films, cette dernière cigarette que l'on fume avant de passer dans l'autre monde. Quand vous regardez cette scène, vous ne vous posez aucune question. Et pourtant...

L'exécution capitale, serait-elle un privilège réservé exclusivement aux fumeurs ? Cela vous paraît-il vraiment cohérent ? La cigarette serait-elle le dernier souvenir plaisant que l'on voudrait emporter dans l'autre monde ? Pourquoi la cigarette devrait-elle être l'ultime souvenir ?

Pourquoi le condamné fumeur accepte-t'il la cigarette ? Parce qu'il est fumeur et parce que son tabagisme a très certainement, diminué son afflux sanguin...

Personnellement, si nous devions être exécutés, nous voudrions bien passer un moment avec une jolie femme, mais certainement pas avec une cigarette puisque nous sommes non-fumeurs.

Même Lucky Luke s'y est mis ! Dans un album[31], les frères

31. Album *La corde au cou* (2006).

Dalton sont sur la potence et Lucky Luke offre une cigarette à Jo Dalton en lui disant : *« Personnellement, j'ai arrêté, mais je ne peux pas te blâmer d'en vouloir une dernière »*.

Tout cela pour vous montrer comment le mensonge du plaisir de la cigarette, est insidieusement élaboré dans le paradigme du fumeur.

La cigarette que l'on fume après fait l'amour.... Si magnifiquement mise en avant par le cinéma ! Par exemple, dans le film « Basic Instinct » : à chaque fois que Michael Douglas fait l'amour avec Sharon Stone, il fume une cigarette juste après.

L'acte d'amour, serait-il un privilège réservé exclusivement aux fumeurs ? Cela vous parait-il vraiment cohérent ? La cigarette, serait-elle le dernier souvenir plaisant que l'on voudrait garder de cette relation ? Pourquoi la cigarette, devrait-elle être l'indispensable conclusion ?

Pourquoi l'amant fumeur, prend-il une cigarette ? Parce qu'il est fumeur et parce que son tabagisme a très certainement diminué son afflux sanguin...

Personnellement dans cette situation, nous voulons bien recommencer, mais certainement pas fumer, puisque nous sommes non-fumeurs.

D'ailleurs, que font les non-fumeurs après avoir fait l'amour ? Au cours d'un stage, une jeune femme nous a dit qu'ils recommençaient ! Pas à fumer, mais à faire l'amour... Bien sûr.

Ce film, *Basic instinct*, est un concentré d'exemples et si vous vous en souvenez (si vous l'avez vu), au début du film, Michael Douglas essaie d'arrêter de fumer et quand sa psychologue lui demande : *« C'est comment de ne plus fumer ? »*, il répond : *« C'est dégueulasse »*. Ce qui, comme vous le savez très bien, est bien à l'opposé de la réalité.

Quelques scènes plus loin, Michael Douglas emmène Sharon Stone au commissariat. Sharon lui demande s'il a une cigarette, il répond que non, qu'il ne fume plus. Elle lui dit : *« Félicitation »* et sort un paquet de cigarettes de sa poche, en allume une et en propose une à Michael. Celui-ci lui dit sur un ton un peu nerveux : *« Je viens de vous dire que j'ai arrêté »* ; et elle répond simplement : *« Vous recommencerez »*. Effectivement, un peu plus tard dans le film, il recommence à fumer.

Cela peut vous sembler anodin comme dialogue, mais c'est tout sauf anodin, car c'est un discours que vous retrouvez systématiquement dans tous les films, français comme étrangers.

Par exemple, dans le film *Le cœur des hommes 2*, alors qu'il est attablé dans un bar, Marc Lavoine déclare à ses copains, tout en fumant et avec un réel naturel : *« J'ai bien réussi à arrêter de fumer, j'vais réussir à arrêter de niquer »*. Cela participe à ancrer dans votre inconscient qu'on ne peut jamais arrêter de fumer. L'industrie du tabac qui finance, probablement toujours, une grosse partie de l'industrie cinématographique se frotte les mains. Le metteur en scène[32] de *Basic Instinct* reconnaît qu'il a toujours *« glamourisé »* la cigarette dans ses films et qu'aujourd'hui avec le recul, il le regrette : il a commencé à fumer à douze ans et a contracté un cancer à cinquante.

Nous pourrions trouver plein d'autres exemples pour dénoncer tous ces mensonges remarquablement bien entretenus par une industrie puissante, afin d'illustrer le fait que nous avons des tonnes d'informations enfermées dans notre tête, que nous considérons comme vraies alors qu'elles sont totalement fausses. La télévision, la presse et les médias en tout genre ne sont pas en reste et sont toujours prêts à véhiculer de fausses informations et/ou mettre en avant l'usage bénéfique du tabac. L'exemple qui suit peut paraître anodin à vos yeux, mais il ne le devient plus lorsqu'il s'additionne avec tous les autres... À l'occasion de la mort du journaliste sportif Thierry Gilardi, on peut lire dans un rédactionnel[33] : *« Son petit plaisir ? Griller une cigarette juste après le direct, la meilleure, histoire de faire tomber la*

32. Joe Eszterhas.

pression ». Comme s'il y avait des cigarettes meilleures que les autres, alors qu'en réalité, elles sont toutes mauvaises !
En général, lorsque vous observez d'autres fumeurs, vous constatez qu'ils fument toujours dans les mêmes situations (stress, café,...), et vous en déduisez, tout naturellement, que c'est à cause de ces situations vécues qu'ils fument et non pas parce qu'ils sont fumeurs, puisque vous fumez, vous-même, dans ces mêmes situations. — Relisez bien cette dernière phrase avant de continuer. — Ce qui est complètement faux bien entendu, puisque fumeurs et non-fumeurs vivent exactement les mêmes situations, les uns en fumant et les autres sans fumer. Nous pouvons donc affirmer que le fait de fumer ne dépend aucunement de la situation vécue.
D'ailleurs, puisque nous en sommes à aborder les situations, arrêtons-nous quelques instants sur la soi-disant dépendance environnementale. Nous avons vu toute à l'heure que le corps médical avait trouvé ce nom pour définir les situations pendant lesquelles le fumeur fume. Mais si vous vous souvenez, nous avons aussi vu que les situations pendant lesquelles le fumeur fume sont tout simplement les situations de la vie, situations que vivent les fumeurs comme les non-fumeurs : nous ne pouvons absolument pas supprimer les situations de la vie, sinon la vie s'arrête. Il n'y a plus de vie, c'est aussi simple que cela !
Pour le corps médical, c'est différent. Tout dans notre entourage vous rappelle, soi-disant, votre vie de fumeur et il faut lutter dur contre cela. Réfléchissez. En réalité, qui vous propose du tabac dans votre vie de tous les jours ? Les autres fumeurs, et uniquement les autres fumeurs, ceux-là mêmes qui rêvent d'ailleurs d'arrêter de fumer et qui sont jaloux de votre réussite, jamais un non-fumeur. Jamais un non-fumeur ne vous propose de cigarette ! Jamais un non-fumeur n'essaie de vous convaincre qu'en refusant une cigarette, vous vous privez stupidement. Seul le fumeur le fait.

33. www.myfreesport.fr (25/03/2008) – Thierry Gilardi, journaliste sportif à TF1 bien connu des amateurs de football, est décédé à 49 ans des suites d'un infarctus.

Le fumeur s'imagine que la cigarette lui amène plein de bonnes choses. Il fume pour se distraire, pour se détendre, parce qu'il s'ennuie, parfois même pour s'échapper... En aucun cas le fumeur ne fume pour se rendre malade. Mais fumeurs comme non-fumeurs veulent se distraire, se détendre... Fumeurs et non-fumeurs étant des êtres humains, ils ont, intrinsèquement, les mêmes envies.

La seule différence, c'est que fumeurs et non-fumeurs ne sont pas dans le même paradigme. Nous en revenons toujours sur cette seule et unique différence entre eux, car les situations de la vie, elles, sont les mêmes pour tous : nous vivons tous des moments de tension, de plaisir, d'ennui ou d'activité intense. Ce point est vraiment très important. Prenez le temps de bien l'assimiler : les situations de la vie sont les mêmes pour tous.

Vous vivez les mêmes situations que les non-fumeurs et bien souvent en même temps qu'eux. Un coup de stress au bureau, pourtant tous vos collègues ne sont pas fumeurs. Un apéritif à la maison, pourtant toutes les personnes présentes ne sont pas des fumeurs.

Vous fumez, votre conjoint peut-être pas. Il y a de nombreux couples dans lequel un seul des conjoints est fumeur, et pourtant, ils vivent de nombreuses situations en commun ! (Heureusement)

Alors comment avez-vous fait pour réussir à vous persuader que la cigarette vous amène plaisir, calme, sérénité ? Et tout le reste !

Vos faux prétextes de fumeur

Acceptez-vous l'idée que la dépendance au tabac n'existe pas ? Si votre réponse à cette question est NON, fermez ce livre immédiatement et vaquez à vos occupations pendant que vous le pouvez encore... Si votre réponse à cette question est OUI, nous vous invitons à poursuivre votre lecture.

Examinons d'un peu plus près quelques bonnes excuses ou plutôt, quelques faux prétextes du fumeur, et surtout ce qui se cache derrière...
Tous ces prétextes et tous ceux que nous ne citons pas n'existent que dans le paradigme du fumeur. Ce sont toutes les fausses idées savamment entretenues qui viennent former son paradigme et que le fumeur s'approprie bien involontairement, avec son intox, dans l'illusion la plus totale. Le fumeur décrit à chaque fois un mirage et seulement un mirage...

Fumer, c'est ma liberté !

Certains fumeurs vous disent que fumer, c'est leur choix, leur liberté et ils ne veulent pas qu'on touche à leur liberté, et c'est peut-être votre cas. Mais ceux qui disent cela ne se pose pas la vraie question, car le fumeur n'est pas du tout libre de fumer ou de ne pas fumer. Vous le savez bien. Lorsque vous êtes dans le paradigme du fumeur, vous ne choisissez jamais de fumer vos cigarettes. Vous les fumez uniquement parce que vous êtes fumeur, que vous êtes prisonnier de votre paradigme de fumeur et que vous êtes, donc, « contraint » de les fumer !

La liberté, ce n'est pas être obligé de faire quelque chose, mais c'est d'avoir le pouvoir de décider de le faire ou de ne pas le faire. Vous pensez que vous êtes libre de fumer simplement parce que le tabac est un produit en vente libre et qu'il n'est pas interdit de fumer, hors la restriction dans les lieux publics.
Pour mémoire, cette restriction n'a pas été mise en place pour vous empêcher de fumer, mais pour protéger les non-fumeurs des effets nocifs du tabac. À y réfléchir, on pourrait même dire qu'avant cette loi, c'était les non-fumeurs qui n'étaient pas libres de ne pas fumer, car ils étaient totalement obligés de fumer bien malgré eux !
En dehors de toute considération sur les dangers du tabac, si le fumeur était libre de fumer, il pourrait décider de fumer une cigarette simplement lorsqu'il en a réellement envie. C'est tout. *« Ce matin, il fait beau, j'ai envie d'aller me promener et je décide d'y aller »* Dans cet exemple, personne ne vous oblige à aller vous promener et si vous préférez vous promener sous la pluie, vous êtes totalement libre d'attendre la pluie !
Si le fumeur était vraiment libre, il n'allumerait pas une cigarette alors que la précédente se consume toujours dans le cendrier.
Parler de la liberté de fumer, c'est simplement refuser de regarder la réalité en face.
En confirmation à nos propos, une des premières réflexions que formule un fumeur qui vient de réussir à arrêter, est : *« C'est extra, je me sens beaucoup mieux et j'ai l'impression d'avoir retrouvé ma liberté ! »*. N'en doutez pas, ce sera très bientôt, votre propos.
Retrouver votre liberté est simplement l'une des nombreuses conséquences du fait de redevenir non-fumeur.

J'ai du plaisir à fumer !

Il y a des fumeurs qui expliquent avec force qu'ils ont du plaisir à fumer. Peut-être, vous-même, vous pensez que fumer fait partie des plaisirs de la vie. Soyez rassuré ! Vous n'êtes pas le seul.

C'est encore une fausse idée bien entretenue dans le paradigme du fumeur. Pour preuve, cet exemple : l'OFT (Office français de prévention du tabagisme), un organisme tout ce qu'il y a de plus officiel, a édité un guide pour arrêter de fumer, que vous pouvez télécharger sur son site Internet, et qui commence ainsi : *« Pourquoi est-il si difficile d'arrêter de fumer ? Parce que la cigarette est une source de nombreux plaisirs »*[34]. Pensez, aussi, à ce que vous lisiez dans le chapitre précédent concernant l'image de la cigarette au cinéma.
Mais si fumer est vraiment un plaisir... pourquoi cet organisme et tous les autres, pourquoi les pouvoirs publics veulent que vous arrêtiez ? Sans parler de vos proches qui, probablement, vous tannent régulièrement. Pourquoi, veulent-ils, tous, que vous vous priviez de votre plaisir ? Cela n'a pas de sens.
Fumer est-il vraiment un plaisir ? Cela ne ferait-il pas plutôt partie des fausses idées entretenues dans le paradigme du fumeur ?
L'idée que fumer est un plaisir n'existe pas dans le paradigme du non-fumeur. Vous ne fumez pas par plaisir, mais seulement parce que vous êtes contraint de fumer.
En confirmation à nos propos, à aucun moment, une des premières réflexions que formule un fumeur qui vient de réussir à arrêter, est : *« C'est terrible, je viens de perdre mon plus grand plaisir ! »*. N'en doutez pas, cela ne sera jamais votre propos.
Retrouver le plaisir naturel de la vie est simplement l'une des conséquences du fait de redevenir non-fumeur.

Fumer me donne une contenance !

De nombreux fumeurs disent que fumer donne une contenance. Cela permet de se sentir plus sûr de soi et d'aller plus facilement vers les autres.
La contenance n'a rien à voir avec le fait de fumer. Vous ne fumez pas pour avoir de la contenance, vous fumez parce que vous êtes fumeur. Les non-fumeurs, seraient-ils en manque de contenance ? Évidemment, non ! Vous nous expliqueriez que

34. INPES– brochure « La dépendance au tabac » (2007).

vous êtes timide et que cela vous aide à vous adresser aux autres. N'oubliez pas que nous avons été fumeurs comme vous, et que nous avions les mêmes réactions, notamment dans la foule. Mais réfléchissez deux minutes.
Par exemple, dans un mariage, il y a beaucoup de monde et beaucoup de personnes que vous ne connaissez pas, vous vous sentez mal à l'aise, réaction toute naturelle que les non-fumeurs ressentent aussi, cela vous génère une légère angoisse et vous avez envie de fumer. Comme dans ces endroits on ne fume plus à l'intérieur des locaux depuis longtemps pour des raisons de savoir-vivre et/ou de sécurité, vous sortez griller une cigarette dehors, et tout naturellement, vous vous retrouvez exclusivement avec d'autres fumeurs. Comme les fumeurs ne sont pas des sauvages, vous discutez, vous offrez ou on vous offre une cigarette, et vous obtenez la totale impression que la cigarette permet de vaincre votre timidité.
Erreur ! Vous n'avez simplement fait qu'entrer en relation avec d'autres humains et ils se trouvent que cela était avec des fumeurs parce que vous êtes fumeur vous-même. Comme dit le dicton : qui se ressemble, s'assemble ! Les non-fumeurs, eux, sont restés à l'intérieur et si vous étiez non-fumeur (et cela ne saurait tarder !), vous seriez resté à l'intérieur aussi et vous n'auriez eu aucun mal pour trouver à qui parler. Vous auriez proposé ou on vous aurait proposé un petit four.
D'une certaine manière, on peut même dire que la cigarette vous fait perdre votre contenance : allez tenir une cigarette, un petit four et une flûte de champagne en même temps. Pas facile !
D'autres expliquent aussi qu'ils arrêteraient bien de fumer, mais qu'ils ont peur de ne plus savoir quoi faire de leurs mains (certains spécialistes vont jusqu'à parler de dépendance gestuelle !). Tenir une cigarette dans la main n'a pourtant rien à voir avec le fait d'inspirer sa fumée. Tenir quelque chose à la main, n'a strictement aucun rapport avec le fait de fumer.

Tenir une cigarette à la main est une des conséquences du fait que vous êtes fumeur et si vous êtes non-fumeur, comme tous les non-fumeurs, vous n'avez absolument pas besoin de tenir une cigarette dans votre main et votre main retrouve sa liberté... Pour prendre la main de votre conjoint, par exemple. Un vrai bonheur !
L'idée que la cigarette donne de la contenance ne fait pas partie du paradigme du non-fumeur.
En confirmation à nos propos, à aucun moment, une des premières réflexions que formule un fumeur qui vient de réussir à arrêter, est : *« C'est terrible, je viens de perdre ma contenance ! »*. N'en doutez pas, ce ne sera jamais votre propos.
Gagner de la contenance est simplement l'une des nombreuses conséquences du fait de redevenir non-fumeur.

L'accessoire de mode !

Il y a des fumeurs qui disent aussi que la cigarette fait partie de leur façon d'être, de leur look ou encore de leur personnalité et qu'arrêter de fumer leur ferait perdre cette identité et vous êtes, peut-être, dans ce cas.
Cette idée est très fortement ancrée dans le paradigme du fumeur... Nombre de stars, d'écrivains, de personnalités... sont filmés, photographiés ou interviewés en train de fumer.
Vous fumez parce que vous êtes fumeur. Vous voulez uniquement pouvoir avaler la fumée et obtenir votre dose de drogue. Arrêtez de vous raconter des carabistouilles. Ouvrez les yeux et acceptez de regarder la réalité en face.
L'idée que la cigarette est un accessoire de mode ne fait pas partie du paradigme du non-fumeur.
En confirmation de nos propos, à aucun moment, une des premières réflexions que formule un fumeur qui vient de réussir à arrêter est : *« C'est terrible, je viens de perdre ma personnalité ! »* N'en doutez pas, cela ne sera jamais votre propos.
Retrouver votre bonne mine et votre vraie personnalité est

simplement l'une des nombreuses conséquences du fait de redevenir non-fumeur.

Je fais du sport !

Vous avez des fumeurs qui se disent qu'ils peuvent bien fumer puisqu'ils font du sport. On leur a longtemps fait croire (sponsoring du sport) que faire du sport favorisait l'élimination des toxines du tabac. Ainsi, d'une certaine manière, le sport qu'ils pratiquent de façon intense les « dédouane » de leur comportement à risque.

Très mauvaise pioche ! En faisant du sport, le fumeur ne fait qu'aggraver son cas.

La consommation de tabac entraine une augmentation de son rythme cardiaque (10 à 15 pulsations/minute), son corps étant moins bien oxygéné. Ses muscles sont moins performants du fait de leur saturation en monoxyde de carbone et ses bronches ne peuvent pas se débarrasser des poussières, et autres particules, du fait d'une paralysie (anesthésie) des muqueuses ciliées des bronches. Ses poumons sont davantage irrités et ses alvéoles pulmonaires se trouvent davantage dilatées permettant aux toxiques contenus dans la fumée de cigarette de passer encore mieux et plus vite dans le sang.

L'idée que fumer et pratiquer un sport sont compatibles ne fait pas partie du paradigme du non-fumeur.

En confirmation de nos propos, à aucun moment, une des premières réflexions que formule un fumeur qui vient de réussir à arrêter est : *« C'est terrible, je viens de perdre mes capacités physiques ! »*. N'en doutez pas, cela ne sera jamais votre propos.

Améliorer vos capacités physiques et ainsi, vos performances, est simplement l'une des nombreuses conséquences du fait de redevenir non-fumeur.

Je ne fume que des cigarettes légères !

Vous avez aussi les fumeurs de cigarettes soi-disant légères, et c'est peut-être votre cas, soi-disant légères parce que cette mention n'est plus autorisée à figurer sur les paquets de cigarettes. En France, comme dans tous les pays de la communauté européenne, la mention « légères » est interdite, car ces cigarettes ne sont pas moins nocives que les normales, pour essentiellement deux raisons.

Premièrement, les filtres de ces cigarettes étant plus obstruant, vous tirez davantage sur votre cigarette pour essayer de ressentir quelque chose, c'est-à-dire que vous brûlez davantage vos lèvres, votre bouche, votre gorge et vos poumons, la fumée étant plus chaude qu'avec les cigarettes normales.

Deuxièmement, les filtres de ces cigarettes contiennent des microfibres et lorsque vous fumez, vous inspirez ces microfibres et avec la vitesse, augmentée par le fait que vous aspirez plus fort, elles créent dans vos poumons des mini-hémorragies, permettant ainsi à la nicotine de passer plus rapidement dans le sang afin de favoriser l'effet shoot.

Le tabac reste le tabac. C'est exactement comme si un drogué vous disait qu'il n'était pas vraiment drogué parce qu'il ne consomme que de la cocaïne légère !

Là encore, c'est vrai, nous devons reconnaître que toutes les études qui sont publiées rendent les choses plus compliquées pour le fumeur. Un jour on vous dit que la chicha, c'est moins dangereux que la cigarette ; un autre jour, on vous dit le contraire ; un peu plus tard, vous lisez que les brunes sont plus nocives que les blondes ; quelque temps après que les cigarettes de contrebande sont plus nocives que celles vendues chez le débitant ou encore que le cannabis est moins dangereux que le tabac, ou l'inverse... On oublie simplement de vous dire qu'un poison reste un poison et qu'il n'y a en réalité pas de mode de consommation moins dangereux qu'un autre.

Rappelez-vous du communiqué de presse d'Imperial Tobacco : *« La façon la plus efficace d'éviter les risques consiste à n'utiliser aucun produit du tabac »*. Pour une fois qu'ils ne mentent pas...
En fait, cette embrouille, c'est un peu comme si on essayait de savoir ce qui était le moins dangereux : conduire sa voiture « bourré » ou prendre l'autoroute à contresens ? Une conduite à risque reste une conduite à risque, avec les conséquences que cela comporte. En réalité, tout cela ne fait qu'entretenir le mensonge, ne fait qu'entretenir l'écran de fumée qui vous empêche d'y voir clair. L'idée qu'il existe des cigarettes ou des modes de consommation moins nocifs que d'autres ne fait pas partie du paradigme du non-fumeur.
En confirmation de nos propos, à aucun moment, une des premières réflexions que formule un fumeur qui vient de réussir à arrêter est : *« C'est terrible, je n'ai plus à me poser la question, légères ou pas ! »*. N'en doutez pas, cela ne sera jamais votre propos.
Ne plus avoir besoin de vous poser cette question des légères ou pas est simplement l'une des nombreuses conséquences du fait de redevenir non-fumeur.

Je fume pour masquer la pollution !

Certains fumeurs disent fumer parce que l'air ambiant est pollué, qu'ils sont gênés, voire incommodés par les odeurs et poussières environnantes.
Nous rencontrons ce prétexte principalement dans les usines où de nombreuses odeurs et polluants peuvent exister (peintures, postes à soudure,...).
Réfléchissez ! Le fumeur supporterait l'odeur infecte du tabac froid et ne supporterait pas une odeur environnementale ? C'est d'ailleurs bien ce qui se passe dans les boîtes de nuit, depuis les dernières mesures d'interdiction de fumer (France, 1er janvier 2008) où les clients se plaignent d'être incommodés par les odeurs de transpiration !
Personnellement, même si cela n'est pas forcément toujours très

agréable, nous préférons une odeur de transpiration, à une odeur de tabac froid ! La première étant naturelle et sans danger, la seconde n'étant ni naturelle ni sans danger.
Mais nous rencontrons, aussi, le prétexte de la pollution ailleurs : *« Je peux bien fumer parce qu'avec tout ce qu'il y a dans l'air... »* Est-il logique de penser qu'en rajoutant une pollution à une pollution ambiante, cela va permettre de résoudre la pollution ambiante ? En réalité, en fumant, le fumeur ne fait que masquer la pollution ambiante du fait de l'anesthésie de ces capteurs olfactifs qu'engendre la consommation de tabac. En aucun cas, il ne résout le problème. Bien au contraire, il l'aggrave : ses bronches étant déjà irritées, ses défenses immunitaires étant déjà affaiblies, il est plus sensible aux pollutions environnementales (BPCO, allergies,...).
L'idée que la cigarette peut résoudre les problèmes des odeurs et de la pollution ne fait pas partie du paradigme du non-fumeur.
En confirmation de nos propos, à aucun moment, une des premières réflexions que formule un fumeur qui vient de réussir à arrêter est : *« C'est terrible, je viens de retrouver mon odorat ! »*. N'en doutez pas, cela ne sera jamais votre propos.
Retrouvez votre odorat, et ainsi les vraies odeurs, est simplement l'une des nombreuses conséquences du fait de redevenir non-fumeur.

La cigarette est mon amie !

Certains fumeurs, et notamment les femmes, pensent que la cigarette est leur amie la plus fidèle, et c'est peut-être votre cas. La cigarette les accompagne dans tous les moments de leur vie comme une complice. Là encore, ce n'est qu'un mensonge de plus que vous vous faites à vous-même. L'amie, c'est la personne qui vous veut du bien et en aucun cas la cigarette ne vous veut du bien ! La cigarette est un poison qui tue. La cigarette n'est pas votre amie, c'est l'amie des cigarettiers. La cigarette est votre pire ennemie... Et vous savez que nous avons complètement raison.

Arrêtez de vous raconter des histoires et ouvrez les yeux ! Si malgré tout cela, vous considérez toujours la cigarette comme votre amie, le seul conseil que nous puissions vous donner c'est de changer d'amie.
L'idée que la cigarette peut être une amie, ne fait pas partie du paradigme du non-fumeur.
En confirmation de nos propos, à aucun moment, une des premières réflexions que formule un fumeur qui vient de réussir à arrêter est : *« C'est terrible, je viens de perdre ma meilleure amie ! »*.
N'en doutez pas, cela ne sera jamais votre propos.
Retrouvez de vrai(e)s ami(e)s est simplement l'une des nombreuses conséquences du fait de redevenir non-fumeur.

La cigarette, c'est la convivialité !

Pour beaucoup de fumeurs, et c'est peut-être votre cas, la cigarette est synonyme de convivialité et de partage.
C'est vrai que c'est quelque chose que l'on voit beaucoup au cinéma, à la télé ou dans la vie de tous les jours. En réalité, ce n'est qu'une illusion d'optique que le paradigme du fumeur entretient.
Quand au cours d'un repas en famille ou avec des amis vous avez un tiers des convives, quelquefois plus, qui quitte la table pour aller fumer dehors, franchement, expliquez-nous, où est la convivialité ? Où est le partage d'un bon moment ?
La convivialité, c'est le fait d'accueillir, de mettre à l'aise les personnes, de faciliter les relations humaines. Le partage, c'est quand même d'abord de mettre en commun, de donner, de recevoir, de faire attention aux autres.
Fumer, c'est vraiment tout le contraire. Fumer oppose, fumer divise, fumer crée des clans. Fumer, comme toute conduite à risque, est un acte égoïste car, si vous y réfléchissez une seconde, seul le fumeur ressent les effets de son tabagisme, et mis à part le fait d'ennuyer son entourage avec sa fumée, son haleine, son odeur, il ne partage strictement rien !

Les fumeurs sont un peu comme un couple qui déciderait de faire l'amour... en faisant chambre à part !
L'idée que la cigarette favorise la convivialité et les relations ne fait pas partie du paradigme du non-fumeur.
En confirmation de nos propos, à aucun moment, une des premières réflexions que formule un fumeur qui vient de réussir à arrêter est : *« C'est terrible, je viens de perdre toute convivialité ! »*.
N'en doutez pas, cela ne sera jamais votre propos.
Recouvrer l'esprit de la convivialité est simplement l'une des nombreuses conséquences du fait de redevenir non-fumeur.

Fumer me soulage du stress !

Fumer me détend ou me soulage du stress. C'est avec le plaisir, le prétexte le plus souvent avancé par les fumeurs. Nous étions dans ce cas et vous l'êtes très probablement.
Une fois de plus, ce n'est qu'une idée reçue. Fumer ne détend pas. Fumer ne soulage jamais du stress, bien au contraire, et le monde médical, pour une fois, commence à penser la même chose que nous. Il était temps ! Et vous devez avoir bien conscience que la nicotine, avec toutes les autres saloperies qu'il y a dans une cigarette, est un poison très violent qui attaque votre corps.
Cette attaque, comme toutes les autres que peut connaître votre corps, va stresser votre organisme.
Le stress est l'une des réactions naturelles de notre organisme pour faire face aux agressions qu'il subit. Le stress est une défense. Face à la cigarette, votre corps mobilise tous ses moyens et ses organes pour se défendre de l'agression qu'il subit. Ce stress provoqué par la cigarette épuise littéralement votre organisme. D'ailleurs, vos défenses naturelles étant mobilisées par cette agression, vos défenses immunitaires sont amoindries. Ceci explique que vous êtes, comme tous les fumeurs, souvent plus fragile, plus sensible aux microbes et aux virus, plus irascible. Le fumeur est plus souvent et

plus longtemps malade que le non-fumeur. L'hospitalisation d'un fumeur est plus longue que celle d'un non-fumeur et si on vous demande d'arrêter de fumer huit semaines minimum avant une intervention chirurgicale, ce n'est pas par hasard, c'est principalement parce que fumer ralentit la cicatrisation.
Les fumeurs sont des gens plus fatigués et moins dynamiques que les non-fumeurs. Ce n'est pas par hasard qu'il y a quatre fois plus de dépressifs chez les fumeurs que chez les non-fumeurs et qu'il y a aussi quatre fois plus de suicides chez les fumeurs que chez les non-fumeurs.
Le tabac, comme toutes les drogues, est un poison extrêmement stressant. Aucune drogue ne peut soulager du stress. Strictement aucune.
La nicotine provoque un stress permanent : elle accélère votre rythme cardiaque, elle diminue le diamètre de vos vaisseaux et augmente votre pression artérielle, elle diminue votre acuité visuelle et génère de l'anxiété dans votre cerveau.
Franchement, il n'y a qu'à voir la tête d'un fumeur qui court après une clope pour comprendre qu'il est tout sauf détendu et que le manque de cigarette l'angoisse terriblement.
Arrêtez de vous raconter n'importe quoi et de prendre des vessies pour des lanternes. La cigarette vous stresse quand vous n'en avez pas et elle vous stresse quand vous fumez ! La cigarette vous stresse tout le temps. Le fumeur est en permanence stressé !
L'idée que la cigarette est un antistress ne fait pas partie du paradigme du non-fumeur.
En confirmation de nos propos, à aucun moment, une des premières réflexions que formule un fumeur qui vient de réussir à arrêter est : *« C'est terrible, je viens de perdre mon antistress ! »*. N'en doutez pas, cela ne sera jamais votre propos.
Retrouver sa sérénité et son calme est simplement l'une des nombreuses conséquences du fait de redevenir non-fumeur.

En résumé, les prétextes du fumeur

Nous pourrions consacrer tout le reste de ce livre à évoquer toutes les pitoyables excuses du fumeur tentant désespérément de justifier sa tabagie, car le fumeur fume tout le temps, et pas uniquement lorsqu'il est angoissé.

Le fumeur fume dans toutes les situations et il pense que la cigarette joue un rôle prépondérant dans toutes ces situations. Un peu comme si ce petit tube d'insecticide était une baguette magique. Tout a été et est organisé dans le paradigme du fumeur, pour que le fumeur soit convaincu qu'il est dans le vrai alors qu'il est dans le faux. L'illusion que vous interprétez comme être la vérité est seulement l'apothéose de votre intox. N'oubliez pas le principe. Pour qu'un fumeur fume, il faut que trois conditions soient réunies : le tabac, la situation et l'intox.

Ouvrez les yeux ! Vous êtes comme les médecins d'autrefois qui pensaient que le tabac était le remède universel et qu'il guérissait de tous les maux ! Et qui, à leur manière, ont contribué à la construction de votre paradigme de fumeur.

Nous avons simplement voulu vous démontrer que, quel que soit l'angle sous lequel vous abordez le problème, vous vous rendez compte qu'à chaque fois le fumeur est victime de ce qu'il croit et, surtout, de ce qu'on a voulu lui faire croire. D'ailleurs, d'après vous, que fait un non-fumeur dans toutes les situations que nous venons d'évoquer comme dans les autres ? Rien, strictement rien, il ne fume jamais, le non-fumeur ! Il vit, tout simplement.

L'idée que la cigarette est bénéfique ne fait pas partie du paradigme du non-fumeur.

En confirmation de nos propos, une des premières réflexions que formule un fumeur qui vient de réussir à arrêter est : *« C'est super, je revis ! »* N'en doutez pas, cela sera bientôt votre propos.

À chaque fois, la cigarette ne fait que vous masquer la réalité des situations de la vie, elle ne fait que vous anesthésier.

La soi-disant dépendance physique

Acceptez-vous l'idée que vous êtes la proie de fausses idées ? Si votre réponse à cette question est NON, fermez ce livre immédiatement et vaquez à vos occupations pendant que vous le pouvez encore... Si votre réponse à cette question est OUI, nous vous invitons à poursuivre votre lecture.

Faire la part du vrai et du faux sur un sujet aussi controversé que le tabac, c'est effectivement un peu compliqué, et nous vous l'accordons, car le tabac a aussi des effets sur notre corps, ce que le corps médical appelle la dépendance physique. C'est ce que nous allons aborder à présent.
En règle générale, quand on parle de la dépendance physique du tabac, on pense tout de suite à la nicotine.
Nous devons vous dire qu'aujourd'hui, les avis des scientifiques divergent tellement lorsqu'ils parlent de la nicotine, ou du tabac d'une manière plus générale, que nous constatons qu'en réalité personne ne connaît vraiment ce produit. Sur les effets des 5 000 substances chimiques contenues dans la fumée d'une cigarette, tout reste à découvrir et, comme malheureusement de nombreux scientifiques sont directement rémunérés par l'industrie du tabac, cela ne facilite pas la tâche pour y voir clair.
En revanche, la seule chose dont nous soyons complètement sûrs, c'est que nos poumons ne sont pas du tout conçus pour respirer de la fumée et que notre corps n'est aucunement fait pour fonctionner avec tous les composants chimiques de la cigarette.
On ne donne pas de l'essence à un véhicule diesel, on ne donne

pas de la viande à des herbivores, on ne donne pas de l'herbe à des carnivores,... On ne fait pas respirer de l'air aux poissons, on ne fait pas respirer de l'eau aux hommes... À notre connaissance, aucun être vivant n'est prévu pour fonctionner avec de la fumée. Le corps humain n'est pas fait pour fonctionner au tabac, cela ne fait pas partie de son mode d'emploi et c'est une vérité incontestable. Le tabac ne peut contribuer en rien à son bon fonctionnement et à son bon développement, bien au contraire.
Toutefois, il est intéressant d'essayer de bien comprendre ce qui peut se passer dans votre corps lorsque vous fumez une cigarette. Volontairement, nous ne rentrerons pas dans des explications scientifiques. D'une part, ni vous ni nous ne sommes des scientifiques et, d'autre part, les scientifiques n'ayant pas trouvé la solution, cela ne présente strictement aucun intérêt. Nous préférons donc continuer à privilégier la logique et le bon sens.
Ce que nous allons vous expliquer, c'est le résultat de notre propre analyse, la manière dont nous avons, nous-mêmes, perçu et compris les choses, et c'est grâce à cette analyse que nous avons réussi à redevenir des non-fumeurs très heureux. Nous n'étions pas différents de vous. Nous étions des fumeurs victimes d'un système.
D'ailleurs, nous vérifions quotidiennement la pertinence de notre analyse avec nos stagiaires qui redeviennent, eux aussi, des non-fumeurs. Notre analyse va vous permettre de mieux comprendre les perceptions que vous pourrez éventuellement ressentir pendant les quelques jours suivant votre retour à la vie de non-fumeur.
Il faut bien savoir que la dépendance à la nicotine est un mensonge savamment entretenu par l'industrie pharmaceutique, des marchés de plusieurs milliards d'euros étant en jeu, ne l'oubliez pas !
Il faut bien comprendre que s'il y avait une quelconque dépendance à la nicotine, dépendance au sens propre du terme

tel que nous l'avons défini précédemment si vous vous en souvenez, personne ne pourrait arrêter de fumer puisque fumer serait devenu vital pour le fumeur, aussi vital que l'air que vous respirez ou que l'eau que vous buvez. Nous sommes d'ailleurs à peu près certains que vous connaissez autour de vous des personnes qui ont arrêté d'un coup, du jour au lendemain sans aucun problème particulier.

Un jour, ces personnes ont écrasé leur cigarette et c'était fini. Elles avaient compris et vous ne les avez pas vues se rouler par terre ou hurler de douleur. Autre exemple : de nombreuses femmes fumeuses, lorsqu'elles apprennent qu'elles sont enceintes, arrêtent aussitôt de fumer, sans aucun problème ; si une quelconque dépendance physique existait, elles ne pourraient pas arrêter de fumer. Personnellement, nous n'avons jamais vu de femmes enceintes en train de se taper la tête contre les murs parce qu'elles avaient arrêté de fumer !

Encore un exemple, si cela était nécessaire à vous convaincre qu'il n'existe aucune dépendance : à bord des sous-marins, on ne peut pas fumer et cela ne pose aucun problème : *« Même les accros à la nicotine semblent bien s'en passer !!! »*[35], la phrase se termine même par trois points d'exclamation, comme si cela relevait du miracle ou de l'incompréhensible. Personnellement, nous n'avons jamais entendu parler d'un sous-marinier ayant ouvert l'écoutille par cent mètres de fond afin de pouvoir s'en griller une petite !

Eh, vous ! S'il existait une quelconque dépendance physique à la nicotine, vous ne pourriez pas dormir huit heures sans fumer. Le manque vous réveillerait et vous obligerait à allumer une cigarette toutes les deux heures environ. Or, vous ne vous réveillez pas la nuit toutes les deux heures pour fumer ? Et aucun fumeur ne se réveille la nuit pour fumer.

Il peut vous arriver d'avoir une insomnie, comme les non-fumeurs en connaissent également, et d'allumer une cigarette parce que vous êtes réveillé. Ne confondez pas cela avec une

35. « Petit guide de l'apprenti sous-marinier » – Marine Nationale (2008), consultable sur le site www.defense.gouv.fr/marine.

quelconque nécessité due à un manque. Vous ne fumez pas parce que vous êtes en manque, vous fumez parce que vous êtes réveillé tout simplement... Et que vous êtes fumeur.

Alors, s'il n'y a pas de dépendance physique, que se passe t-il ? Pourquoi et comment réagit votre corps ? Pourquoi avez-vous cette impression de dépendance physique ? Cette sensation de manque lorsque vous n'avez pas fumé depuis quelque temps ? C'est à toutes ces questions importantes que nous allons répondre, maintenant.

Eh bien ! Y répondre, c'est à la fois assez simple et assez compliqué, car, lorsque vous êtes fumeur et que vous allumez une cigarette et en considérant que vous en avalez la fumée, la fumée arrive dans vos poumons et des poumons, ses composants chimiques (nicotine et tous les autres) passent dans le sang. Ils se répandent immédiatement dans tout votre organisme et en seulement quelques secondes, ces composants attaquent tout votre système nerveux et votre cerveau où ils vont déclencher deux processus simultanément.

Depuis le début, vous avez remarqué que nous parlons principalement de la cigarette et de la nicotine, mais vous avez certainement compris que nous utilisions ces mots de manière générique sans avoir la volonté d'écarter aucune forme de consommation du tabac et aucun des milliers de ses constituants naturels ou rajoutés au cours d'un quelconque procédé industriel. D'ailleurs, si officiellement on ne parle que de la nicotine c'est peut-être pour faire oublier le reste des composants chimiques de la fumée !

Ce sont ces deux processus physiques simultanés, un premier d'anesthésie et un second d'accoutumance, qui compliquent la compréhension des phénomènes que vous ressentez, ces deux processus interférant l'un l'autre ; sans oublier l'intox qui est renforcée par ces processus physiques, tout en les renforçant également. C'est vraiment le serpent qui se mord la queue et nous allons décortiquer les actions de la fumée dans votre corps.

L'anesthésie !

Lorsque vous avalez la fumée de votre cigarette vous introduisez une substance indigeste dans votre organisme. Cette substance indigeste va donc perturber votre état naturel, votre équilibre naturel, tout simplement parce que c'est un poison violent.

N'oubliez pas que la nicotine contenue dans la fumée est un pesticide, et pourquoi pulvérise-t'on de l'insecticide sur les insectes ? C'est bien pour les tuer, et non pas pour qu'ils y prennent du plaisir ! Et en général, ils en meurent. Notre organisme, comme celui des insectes, n'est pas conçu pour ingérer de la nicotine et, comme celui des insectes, notre organisme finit par en mourir prématurément.

Normalement, dès que nous introduisons un produit toxique dans notre organisme, notre corps le rejette. C'est son réflexe de conservation, son système de défense. C'est pour cette raison que les premières bouffées de vos premières cigarettes vous ont fait tousser et vous ont donné la nausée ; ce sont les moyens que votre organisme a trouvés pour vous prévenir que vous étiez en train de vous empoisonner. Malheureusement, avec le tabac, vous perdez totalement votre instinct de conservation.

Pourquoi ? Parce que, tout simplement, la cigarette vous anesthésie ! C'est le premier processus engendré par la fumée de tabac.

Anesthésier, c'est créer une perte de sensibilité partielle ou totale par des produits narcotiques dans le but d'endormir l'attention et d'atténuer des réactions. Le tabac possède bien des propriétés narcotiques renforcées dans vos cigarettes, par l'adjonction de chlorure de vinyle[36] (un produit sympa de plus !), entre autres.

Lorsque vous commencez à fumer, vos premières bouffées vous font tousser, réaction normale de défense, mais l'anesthésiant agit immédiatement sur vos terminaisons nerveuses pour empêcher votre toux et, ainsi, vous pouvez aspirer d'autres bouffées de

36. Utilisé pendant un temps, comme anesthésiant hospitalier (substance cancérigène entraînant, également, des troubles cardiaques).

fumée. Pendant ce temps, les composants de la fumée de tabac continuent à se propager à travers tout votre corps et arrivent au cerveau. Votre rythme cardiaque augmente, votre tête vous tourne, vos jambes ont un peu de mal à vous porter, vous êtes nauséeux... Vos perceptions de la réalité sont modifiées.

C'est exactement la même chose lorsque vous reprenez la cigarette après une période d'abstinence, par exemple à la suite d'une précédente tentative d'arrêt : les premières bouffées « arrachent », n'est-ce pas ?

Pourtant, lorsque vous mangez une noisette véreuse instinctivement vous la recrachez ! Si elle n'est pas bonne au goût elle n'est pas mortelle et, cependant, vous la recrachez sans réfléchir, parce que votre cerveau vous prévient d'un possible problème avec cette noisette.

À la différence de la noisette véreuse, la fumée de votre cigarette, en s'attaquant à votre système nerveux et à votre cerveau, va entraîner une perte de sensibilité. La cigarette, comme toutes les autres drogues, change votre perception de la réalité en vous anesthésiant. L'anesthésie que vous subissez, en fumant, amoindrie immédiatement la sensibilité de vos terminaisons nerveuses, diminue votre capacité d'analyse et de réflexion et vous empêche d'avoir la seule réaction logique que vous devriez normalement avoir : celle de recracher la fumée immédiatement et d'arrêter définitivement de fumer !

Essayez de fumer la fumée de votre cheminée, de votre voiture ou du bus qui se trouve devant vous... Vous ne le pouvez pas. Ce n'est pas à cause de l'odeur, mais simplement parce que ces fumées ne possèdent pas les propriétés anesthésiantes de celle du tabac !

Essayez de fumer la fumée de votre barbecue, son odeur est pourtant bien alléchante... Vous ne le pouvez pas. Elle ne contient pas l'anesthésiant qui vous permettrait de le faire ! D'ailleurs, lorsque le vent change de direction, vous retenez

votre respiration, vous vous tournez ou vous changez de place. Vous remarquerez, aussi, que la fumée de votre cigarette ne vous pique pas les yeux contrairement à toutes les autres fumées, vos yeux sont pourtant bien irrités par la fumée de votre cigarette même si vous ne le sentez pas.
Vous comprenez, maintenant, la seule raison pour laquelle vous pouvez physiquement fumer : l'anesthésie de vos terminaisons nerveuses par la fumée du tabac. Cette anesthésie paralyse les réactions de défense de votre organisme. Sans cette anesthésie, vous seriez dans l'incapacité physique de pouvoir supporter la fumée de cigarette et c'est exactement pareil pour toutes les drogues (cannabis, opium,...).

L'accoutumance !

Le second processus est celui de l'accoutumance. L'accoutumance, c'est le fait de se familiariser à quelque chose. Pour votre organisme, l'accoutumance, c'est un mécanisme au cours duquel il va s'habituer progressivement à un produit et une des conséquences de ce mécanisme, c'est qu'il faut en consommer de plus en plus pour en ressentir les effets.
Les antibiotiques sont un très bon exemple pour expliquer ce phénomène d'accoutumance et ses conséquences. Le corps médical s'est aperçu, à juste titre mais après combien d'années, qu'à force de prescrire des antibiotiques pour un oui ou pour un non, ils perdaient toute leur efficacité. À ce sujet, vous avez probablement lu ou entendu le slogan : *« Les antibiotiques, c'est pas automatique »* utilisé dans les campagnes d'informations de la Sécurité Sociale. Avec le tabac, vous êtes exactement dans ce cas-là. Vous accoutumez votre organisme aux produits contenus dans la fumée de cigarette. Vous vous accoutumez au tabac.
Il ne faut surtout pas confondre accoutumance et dépendance. Il faut utiliser les mots justes et si nous disons et affirmons que

l'usage du tabac n'engendre aucune dépendance, l'usage du tabac, lui, engendre bien une accoutumance.
Vous n'êtes pas dépendant du tabac, vous y êtes accoutumé !
C'est une remise à l'heure, une précision très importante que vous devez bien comprendre et accepter.
Il est important de bien comprendre que ces deux processus (anesthésie et accoutumance) se combinent : plus vous consommez de tabac, plus vous vous anesthésiez et plus vous devez en consommer pour en ressentir le goût et les effets psychotropes, votre organisme s'accoutumant un peu plus à chaque cigarette.
Le tabac, comme toutes les drogues et nous insistons beaucoup sur ce point, est aussi un produit psychotrope qui agit sur le comportement psychique et le modifie. En consommant du tabac, vous perdez une partie de vos moyens physiques et psychiques, certes pas de façon aussi « démonstrative » qu'avec l'alcool ou d'autres drogues, mais de façon très importante.
Pour votre information, l'overdose de nicotine (Eh oui ! C'est possible.), conduit jusqu'à une paralysie mortelle du système respiratoire. La nicotine est un poison aussi violent que le curare, si ce n'est plus.
La nicotine vous anesthésie. C'est une des raisons pour laquelle, bien souvent, vous jetez votre cigarette au bout de trois ou quatre bouffées, votre cigarette ne pouvant plus vous apporter une quelconque « sensation » et, donc, ne présentant plus aucun intérêt pour vous.
Chaque cigarette supplémentaire ne fait qu'anesthésier un peu plus le fumeur et c'est ce qui lui fait dire souvent, lorsqu'il vient d'arrêter de fumer, qu'il a l'impression de revivre.

Une sensation curieuse,vous avez dit !

Acceptez-vous l'idée que le tabac vous anesthésie ? Si votre réponse à cette question est NON, fermez ce livre immédiatement et vaquez à vos occupations pendant que vous le pouvez encore... Si votre réponse à cette question est OUI, nous vous invitons à poursuivre votre lecture.

Que le fait de consommer de la nicotine engendre une accoutumance et diminue vos moyens, c'est à la fois une mauvaise nouvelle et une bonne nouvelle. C'est même finalement une très bonne nouvelle... Dès l'instant où vous comprenez et acceptez l'existence des deux processus que nous avons abordés au cours du chapitre précédent.
Dès que la nicotine passe dans le sang, votre organisme travaille aussitôt à son élimination et la nicotine part principalement avec les urines. En deux heures de temps, la moitié de la nicotine de la cigarette que vous avez fumée est éliminée. C'est extrêmement rapide.
Dès que cette nicotine est éliminée, vous ressentez une sorte de sensation un peu curieuse. Vous êtes incapable d'identifier l'origine exacte de cette sensation provoquée par la drogue qui quitte déjà votre corps. Puisque vous ne pouvez pas identifier l'origine de cette sensation, vous allez l'attribuer à une sensation de manque. Pourquoi ?
Tout simplement parce que dans votre paradigme de fumeur, tout est construit pour vous faire croire qu'il existe une sensation de manque. Puis, à cause de l'illusion générée par votre intox, vous êtes persuadé

que le fait de ne pas fumer produit une sensation de manque.
C'est une fausse information que l'on a réussi à vous faire croire et qui contribue à vous rendre prisonnier de votre paradigme : pour arrêter de fumer et pour éviter toute sensation de manque, il faut prendre des substituts à base de nicotine ou des médicaments ! Depuis combien de temps entretient-on cette idée ? Depuis très longtemps, et vous êtes persuadés en toute bonne foi, que c'est la stricte vérité.
Or, et une fois de plus, on vous a induit en erreur, car il ne s'agit absolument pas d'une sensation de manque.
Cette sensation est tout simplement provoquée par votre sortie de l'anesthésie, par votre réveil, car vous êtes en pleine phase de réveil. La nicotine vous a anesthésié. Ensuite, elle quitte votre organisme et son effet s'atténue, et vous êtes en phase de réveil. C'est aussi simple que cela et cela n'a absolument rien à voir avec une quelconque sensation de manque. Votre cerveau et tout votre système nerveux retrouve sa sensibilité. Tout votre corps sort de son engourdissement.
Personne ne vous avez jamais expliqué cela. Il est vrai qu'en expliquant les choses de cette manière, il paraît difficile de continuer à pouvoir vendre des substituts nicotiniques : il n'y a pas de manque mais prenez tout de même des substituts ! Utiliser des substituts ou des médicaments pour arrêter de fumer, c'est exactement comme prendre des somnifères pour se réveiller... Comme continuer à appuyer sur l'accélérateur pour s'arrêter ou encore consommer de l'alcool pour se dessouler.
D'ailleurs, ce que vous ressentez lorsque vous ressentez cette soi-disant sensation de manque, cette envie de fumer n'est absolument pas douloureuse physiquement.
Pour la petite histoire, comment avons-nous pu penser que le tabac engendrait une anesthésie ? Tout simplement, parce que Christophe au cours de son hospitalisation en mai 2002, lors de sa phase de réveil après l'opération a ressenti des sensations proches

de celles ressenties après une période d'abstinence un peu longue, comme après une réunion de travail par exemple, et l'antidouleur à base de morphine qui lui a été administré a fait disparaître ces sensations. La morphine possède également des propriétés narcotiques puissantes. Par la suite, nos recherches d'informations sur le tabac nous ont permis de vérifier cette constatation, car le tabac possède bien des propriétés narcotiques renforcées dans les cigarettes par l'adjonction de chlorure de vinyle entre autres.
Lorsque vous fumez une nouvelle cigarette, la dose de nicotine fraîche vous donne l'impression de vous soulager de cette sensation curieuse puisqu'elle provoque une nouvelle anesthésie :

1) l'anesthésie ainsi provoquée empêche votre corps de se défendre et de vous prévenir que vous avalez à nouveau du poison ;
2) l'anesthésie vous soulage de cette soi-disant sensation de manque ;
3) elle vous persuade, donc, que cette cigarette est bonne, qu'elle vous fait du bien et contribue à votre bien-être, qu'elle vous détend et vous apporte du plaisir ;
4) l'interprétation que vous vous faites de l'action provoquée par la nicotine à ce moment-là vous conforte dans l'idée qu'il existe bien un manque lorsque vous arrêter de fumer, d'autant plus que tout le monde le dit ;
5) qu'il existe bien par conséquent une dépendance liée à l'usage du tabac.

Puis la nicotine est éliminée une fois de plus et l'effet de l'anesthésie diminue, provoquant à nouveau votre réveil, votre mauvaise interprétation de ce que vous ressentez, votre retour à la case départ, et vous allumez encore une autre cigarette ; le serpent qui se mord la queue en permanence...
Mais en réalité, que fait cette nouvelle cigarette ? Elle ne vous soulage de rien du tout, elle ne fait que supprimer la sensation curieuse provoquée par la sortie de votre anesthésie, en vous

anesthésiant de nouveau. Cette nouvelle cigarette ne fait strictement rien d'autre. Ça ! C'est la vérité.
L'exemple qui suit va illustrer notre propos. Lorsque votre dentiste vous fait une anesthésie afin de pouvoir vous soigner une dent, rappelez-vous du moment où votre bouche se réveille, ce n'est pas forcément très agréable.
Au fait, pourquoi votre dentiste vous fait-il une anesthésie ? Pour supprimer la douleur et éviter ainsi que votre organisme réagisse à l'agression qu'il va subir, exactement comme le fait la nicotine en insensibilisant votre organisme afin que vous puissiez fumer. Sans ce phénomène vous ne pourriez pas fumer. Rappelez-vous du barbecue.
Donc, lorsque l'effet de l'anesthésie du dentiste diminue, vous pouvez connaître différentes sensations comme celle d'avoir une fourmilière dans la bouche ou de la pâte à modeler à la place des gencives ou encore d'avoir une bouche gonflée ou déformée. Mais tout cela n'est qu'une illusion, comme le train à côté du vôtre et, même si ce n'est pas très agréable, ce n'est absolument pas douloureux.
C'est simplement une illusion due aux perceptions de votre bouche qui sort de son engourdissement et qui se réveille gentiment de son anesthésie. Vous n'avez ni fourmilière ni pâte à modeler dans la bouche et une nouvelle anesthésie ferait immédiatement disparaître ces sensations. Pour autant, redemandez-vous une anesthésie ?
Bien sûr que non. Votre dentiste vous ayant prévenu en vous faisant la piqûre, et qu'en plus tout le monde le dit, vous associez tout naturellement ces sensations à l'anesthésie subie. Vous savez aussi que cette sensation peu agréable va disparaître d'elle-même très rapidement.
Dans cette exemple, vous êtes capable de raisonner mais ce n'est malheureusement pas la même chose avec l'élimination de la nicotine : personne ne vous ayant jamais donné la bonne

explication, bien au contraire, vous êtes incapable de comprendre l'origine réelle de la sensation ressentie et vous êtes totalement convaincu que cette sensation est une sensation de manque.

Dès que votre corps se réveille, vous avez cette sensation peu agréable, mais toujours pas douloureuse, et pour mettre un terme à cette sensation désagréable vous rallumez une nouvelle cigarette.

Que fait-elle, cette nouvelle cigarette ? Elle vous anesthésie de nouveau, elle rendort votre corps et modifie vos perceptions... Et l'histoire infernale continue !

Ouvrez les yeux ! Réveillez-vous et laissez votre corps se réveiller ! Traversez l'écran de fumée ! Sortez de votre paradigme de fumeur ! C'est la seule solution pour mettre fin à l'histoire infernale que vous vivez...

Au fur et à mesure que vous accoutumez votre organisme à consommer cette drogue, vous allez fumer de plus en plus pour en ressentir les effets. Avec l'entraînement, vous savez comme nous que le corps humain est capable d'encaisser beaucoup de choses, tout au moins, tant qu'il le peut.

Rappelez-vous de l'expérience réalisée en 1952 par Alain Bombard. Il a traversé l'océan Atlantique sur un petit canot pneumatique (d'où l'appellation « Bombard » pour ces types d'embarcations) sans aucune réserve d'eau douce. Pour survivre, il a bu de l'eau de mer pendant deux mois. Essayez de boire de l'eau de mer et vous verrez que les résultats ne se feront pas attendre, l'homme n'étant pas fait pour digérer l'eau de mer.

Lui, il a habitué son corps à supporter l'eau de mer, progressivement, en augmentant les quantités au fur et à mesure. Il a accoutumé son organisme et vous avez fait exactement la même chose avec le tabac. Au fur et à mesure, vous avez accoutumé votre organisme à supporter une certaine quantité de tabac, chaque jour.

Au fait, à la suite de son expérience, Alain Bombard était-il devenu dépendant de l'eau de mer ? Non, certainement pas. L'accoutumance n'a rien à voir avec la dépendance ! Mais était-il vraiment utile de vous le rappelez ? Vous le saviez déjà...
Donc, du fait de l'accoutumance, vous fumez de plus en plus et vous créez un lien entre les situations pendant lesquelles vous fumez et la cigarette, par exemple [café] égale [cigarette]. Ainsi, vous renforcez votre [intox] et du coup, à chaque fois que vous vous retrouvez dans la situation [café], vous pensez [cigarette] et vous allumez une cigarette. L'être humain possède une grande faculté d'adaptation et très rapidement, l'accoutumance aidant, c'est la [situation] qui va dicter la [cigarette]. C'est la [situation] qui dicte la [cigarette] et non la soi-disant sensation de manque.
D'ailleurs, très honnêtement, étiez-vous réellement en soi-disant sensation de manque, chaque fois que vous avez allumé une cigarette ? Votre réponse est non, et elle ne peut qu'être non, parce que la soi-disant sensation de manque n'intervient qu'après une longue période, au moins deux heures, lorsque votre corps commence à se réveiller.
Vous êtes parfaitement conscient, maintenant, que si la soi-disant sensation de manque, et seulement elle, déclenchait votre « envie », vous fumeriez toutes les deux heures environ, y compris la nuit.
Or, ce n'est pas le cas du tout. Vous fumez à chaque fois que vous vous retrouvez dans une situation, où vous avez appris, au fur et à mesure, à votre cerveau à vous réclamer une cigarette. Même si deux situations se suivent de quelques minutes ! Même si vous avez déjà une cigarette allumée dans votre cendrier !
En continuant à fumer, vous entretenez avec la complicité des deux processus, anesthésie et accoutumance, l'impression que la cigarette joue un rôle prépondérant dans chacune des situations

de votre vie. Vous renforcez, ainsi et un peu plus chaque fois, votre intox.

Le plaisir de la cigarette n'existe pas. Le plaisir est uniquement dans la situation, jamais dans le tabac. Votre paradigme de fumeur ne fait que vous masquer, par son écran de fumée, la réalité des situations de la vie.

Se réveiller !

Acceptez-vous l'idée que votre organisme est seulement accoutumé au tabac ? Si votre réponse à cette question est NON, fermez ce livre immédiatement et vaquez à vos occupations pendant que vous le pouvez encore... Si votre réponse à cette question est OUI, nous vous invitons à poursuivre votre lecture.

Que faire pour sortir de votre paradigme de fumeur ? Que faire pour se libérer définitivement de cette intox qui vous pourrit la vie ? Vos yeux sont maintenant bien ouverts ? Vous admettez, aujourd'hui, qu'il faut arrêter de vous mentir ? Parce que, quelque part au fond de vous, vous êtes fatigué de vous mentir à vous-même et surtout qu'on vous mente depuis si longtemps... Êtes-vous bien assis ?

Maintenant que vous connaissez la réalité des choses, que vous savez que le tabac n'engendre pas de dépendance, mais seulement une petite accoutumance ; que le tabac n'est pas vital pour vous et que fumer ne sert strictement à rien, que vous êtes fumeur simplement parce que vous êtes l'innocente victime d'une anesthésie et de votre intox,... tout dépend de vous. Vous savez que vous seul pouvez redevenir un non-fumeur heureux, que personne d'autre ne peut redevenir un non-fumeur à votre place...

Alors pour se débarrasser définitivement de la cigarette et redevenir un non-fumeur, heureux de l'être, il n'existe aucune autre solution, soyez-en parfaitement convaincu : cassez votre intox, cassez le seul élément sur lequel vous pouvez agir vraiment. Pour cela, il suffit simplement de laisser votre corps se réveiller naturellement comme vous le faites après une visite chez votre dentiste.

Il suffit en quelque sorte de sortir la queue de la gueule du serpent et de laisser votre corps se rééquilibrer tout seul, de l'écouter, de le comprendre et de l'aider avec votre tête et, surtout, de ne plus jamais fumer une seule cigarette ou consommer quelque produit que ce soit contenant du tabac ou tout autre substitut ou médicament équivalent.

En deux heures, la moitié de la nicotine est éliminé et en dix heures de temps maximum sans fumer, vous n'avez plus de nicotine dans le sang !

La désaccoutumance est incroyablement rapide et pratiquement en une seule nuit, vous n'avez plus de nicotine dans le sang. Vous pouvez comprendre, ainsi, pourquoi la cigarette du matin vous semblait plus forte ou que son effet semblait plus important ou encore qu'elle vous faisait tousser un peu plus.

Le fumeur tousse le matin parce que ses terminaisons nerveuses, du fait de la disparition des effets de l'anesthésie au cours des huit heures de son sommeil, peuvent de nouveau le prévenir qu'il a la gorge et les bronches irritées.

Personne ne vous a jamais expliqué que la désaccoutumance est si rapide, presque brutale... Et c'est une raison supplémentaire qui fait échouer le fumeur avec les méthodes d'arrêt « validées ». Mais surtout, réfléchissez ! Comment voulez-vous, si on vous dit la vérité à propos du tabac, qu'on justifie le fait de vous vendre des traitements de substitution qui durent plusieurs semaines, voire plusieurs mois ? Comprenez-vous, là aussi, pourquoi on vous a trompé et comment on vous a laissé pourrir dans votre paradigme de fumeur ? Dans l'intérêt de qui ? Certainement pas le vôtre.

En une seule nuit, votre organisme est « désanesthésié » et de nouveau vos terminaisons nerveuses peuvent rejouer leur rôle. Mais si vous refumez, votre corps va à nouveau développer son accoutumance à la nicotine, cigarette après cigarette.

Sachez-le ! En dix heures de temps maximum vous n'avez plus de nicotine dans le sang et en vingt-quatre heures toute la nicotine a quasiment quitté votre corps, quel que soit votre passé tabagique, en nombre d'années ou en quantité de cigarettes fumées. En trois

à quatre jours, et c'est un très grand maximum, vous n'avez plus du tout de nicotine dans votre corps.
Alors ! Elle n'est pas belle, la vie ?
Sachez-le, aussi ! Il n'y a aucune douleur physique identifiable à l'arrêt du tabac. Les petites sensations que vous pouvez ressentir sont de courte durée et épisodique (1 à 2 minutes). Elles sont dues au réveil de votre organisme, se répètent de moins en moins souvent et disparaissent rapidement en quelques jours, tout au plus. Nous verrons un peu plus loin comment les reconnaître. Prenez ça comme une super bonne nouvelle ! Vous êtes vivant et c'est votre corps qui se réveille...
Les réactions ressenties peuvent être différentes d'une personne à l'autre, exactement comme au moment du réveil le matin. Il y a des personnes qui saute du lit et pour qui tout va bien instantanément ; d'autres pour qui le réveil est un peu plus lent et réclame quelques étirements ; certains sont un peu ankylosés, d'autres pas du tout ; d'autres encore qui ne peuvent strictement rien faire sans une bonne douche ou sans avoir pris le petit déjeuner ; des personnes pour qui les matins sont toujours pareils et d'autres pour qui aucun matin ne se ressemble ; à chacun son rythme de réveil.
Votre réveil, celui du matin, ne se passe pas forcément pareil, en fonction de votre mental. Si votre programme de la journée est plaisant, qu'il fait beau et que vous avez décidé d'aller à la pêche, vous n'avez aucune difficulté à sortir du lit. Au contraire, si votre programme ressemble plus à une corvée, vous allez rencontrer un peu plus de difficultés à vous réveiller et à sortir du lit...
Avec le tabac, c'est pareil ! Tout le monde ne vit pas le réveil au même rythme et de la même façon. Apprenez à vous connaître afin d'aider votre corps au cours de cette phase de réveil, nous en parlerons un peu plus loin. Mais surtout, laissez-le se réveiller ! Il a été endormi pendant, peut-être, de nombreuses années, alors, acceptez juste, s'il vous plait, pour lui et pour vous, de lui laisser quelques jours pour sortir de sa léthargie.

Acceptez que si vous le faites de bon cœur et avec plaisir, cela va faciliter le réveil de votre organisme. En revanche, si vous vivez votre arrêt à contrecœur, que vous le prenez comme une contrainte ou une corvée, les phases de réveil de votre organisme vous réclameront un peu plus d'efforts.
Maintenant que vous êtes, déjà d'une certaine manière, non-fumeur... que vous avez déjà mis un pied dans votre paradigme de non-fumeur, observez bien les fumeurs et amusez-vous, car vous étiez pareil : vous constaterez que tous les fumeurs se concentrent sur leurs premières bouffées ; ensuite, ils finissent leur cigarette sans même s'en rendre compte et bien souvent pour ne pas dire tout le temps, ils la laissent se consumer dans le cendrier ou entre leurs doigts.
Les fumeurs sont capables de vous baratiner pendant des heures du soi-disant plaisir qu'ils éprouvent à fumer leurs cigarettes et, quand ils en allument une, ils n'en tirent que quelques bouffées. C'est complètement incohérent !
Si on vous disait : *« Quand on a une côte de bœuf dans notre assiette, on en avale deux ou trois bouchées, et après, on la jette à la poubelle ou on laisse les mouches s'en occuper ! »*, vous penseriez avec raison qu'on a un problème mental. C'est pourtant bien ce que font les fumeurs avec leurs cigarettes…
Et si nous faisions une petite révision...

L'unique raison d'être non-fumeur ?

La seule et unique raison pour laquelle il faut redevenir un non-fumeur, c'est que l'homme n'est pas fait pour fonctionner au tabac et donc que fumer ne peut rien lui apporter, strictement rien... mis à part des ennuis et des contraintes !

L'unique raison qui fait fumer ?

La seule et unique raison pour laquelle le fumeur fume, c'est l'intox ! Il n'y en a pas d'autre. Sans oublier, bien sûr, la raison qui vous permet physiquement de fumer ainsi que les impossibles solutions qui n'ont pas su vous empêcher de vous mettre à fumer et qui ne vous ont pas permis d'arrêter.

La soi-disant dépendance à la nicotine ?

La nicotine est un vilain pesticide dont l'usage agricole est totalement interdit en Europe, qui s'attaque à votre système nerveux et détruit vos neurones. Elle ne procure ni plaisir, ni évasion, elle n'apaise personne, pas plus que tous les autres produits contenus dans la fumée du tabac, pas plus que tout autre produit équivalent, pas plus que toutes les drogues. Au contraire, elle provoque angoisse, palpitation, insomnie, nervosité... et la cigarette a une chance sur deux de vous tuer prématurément.

La nicotine n'engendre aucune dépendance mais seulement une légère accoutumance. Si une quelconque dépendance existait, aucun fumeur ne pourrait réussir à arrêter de fumer... Essayez de vous passer de respirer. Cela n'est pas possible car l'air vous est vital et vous en êtes réellement dépendant.

Fumer est-il un plaisir ?

C'est une illusion entretenue par votre intox. Le tabac anesthésie votre esprit et votre corps, déformant ainsi votre interprétation de la situation que vous vivez. Comme toutes les drogues, le tabac anesthésie vos émotions et vous empêche de voir là où en réalité est le plaisir.

Vous avez vécu de bons moments en tant que fumeur ; en tant que non-fumeurs, vous continuerez à vivre des bons moments et des bien meilleurs encore...

Le stress et tous les autres prétextes ?

Vous comprenez maintenant tous les mécanismes de l'intox.

Vous ne fumiez pas pour vous détendre, vous stimuler, vous déstresser ou encore passer le temps ; vous ne fumiez pas non plus parce que vous étiez dépendant d'une drogue ; vous fumiez, uniquement, parce que vous étiez persuadé que la cigarette était vitale pour vous et qu'elle jouait un rôle essentiel dans votre vie.

En fumant, vous n'avez fait qu'alimenter et renforcer l'intox créée par votre paradigme de fumeur, intox qui faussait votre

interprétation de la réalité, jour après jour, année après année. La cigarette n'a eu sur vous que le pouvoir que vous avez bien accepté de lui donner. Tout au long de votre vie de fumeur, vous avez développé des associations d'idées qui ont nourri votre intox et tout est fait pour que le fumeur se crée ces associations, en l'enfermant dans son paradigme un peu plus chaque jour.
En prenant régulièrement une cigarette avec votre café, vous avez entretenu une instruction dans votre cerveau ; en prenant régulièrement une cigarette, une fois les enfants couchés, vous avez entretenu une instruction dans votre cerveau ; ... vous avez ainsi, et inconsciemment d'ailleurs, associé la cigarette à chaque situation de votre vie, en entretenant l'instruction correspondante dans votre cerveau et à chaque fois que vous vous retrouvez dans cette situation votre cerveau active l'instruction et vous réclame sa cigarette.
Le plus formidable, c'est que c'est exactement la même mécanique pour les situations, quelle qu'en soit la durée dans le temps, pendant lesquelles vous ne fumiez pas : dans le train ou l'avion, au cinéma, au travail, dans votre chambre, pendant que vous dormiez... Vous avez su donner l'instruction correspondante à votre cerveau et, donc, il ne vous réclamait pas de cigarette dans ces situations. D'ailleurs, cela prouve bien encore, mais est-ce bien utile maintenant, qu'il n'existe absolument aucune dépendance.

Encore des doutes ?

Beaucoup d'idées reçues ont été bousculées depuis le début de ce livre, avez-vous encore des doutes sur la véracité de nos propos ?
Si tel est votre cas, il faut que vous reveniez sur le ou les points qui peuvent vous échapper encore à ce moment. Rappelez-vous qu'il n'y a que vous qui puissiez redevenir un non-fumeur, aucune autre personne ne peut le faire à votre place. Tout se passe dans votre tête, et ce n'est qu'une affaire de bon sens et de logique. Il faut que vous arrêtiez de vous mentir et d'arrêter de croire toutes les choses qui vous sont imposées insidieusement, tous les jours, au sujet du tabac et de l'arrêt du tabac.

La seule et unique raison pour laquelle vous fumiez, c'était l'intox qu'on vous a obligée à échafauder ! Il n'y en a pas d'autres. Vous étiez en tant que fumeur un être sous l'influence directe et permanente d'une filière chimique : l'industrie du tabac et l'industrie pharmaceutique.

Croyez-nous ! Nous ne cherchons aucunement à vous vendre un produit que vous seriez obligé d'acheter tous les jours, toute votre vie pour que nous puissions dégager de colossaux profits comme les industries citées ; nous avons, seulement, le plus grand désir que vous n'ayez plus à acheter un produit totalement inutile à la vie, que vous puissiez vivre libre, sans être obligé de courir chez un « dealer » pour y acheter votre drogue.

Vous avez aussi compris que nous ne cherchons absolument pas à vous vendre une nouvelle méthode « miraculeuse », une méthode avec laquelle vous puissiez arrêter de fumer d'un coup de baguette magique. Ces méthodes, il y en a plein et elles ne peuvent démontrer le moindre résultat.

Nous, bien au contraire, on vous le dit, redit et re-redit, depuis la première page, il n'existe aucun miracle en la matière, seul vous et vous seul pouvez réussir à redevenir un non-fumeur. À une époque, vous êtes devenu un fumeur et personne ne l'a fait à votre place ; personne n'a fumé à votre place les milliers de cigarettes que vous avez fumées ; personne ne peut donc redevenir non-fumeur à votre place, c'est simplement une question de bon sens et de logique.

La seule et unique raison pour laquelle vous fumiez, c'était l'intox ! Et c'est bien parce que fumer est un comportement à risque n'apportant rien de bon, que l'homme ne fonctionne pas avec du tabac, que redevenir non-fumeur est bien une évidence. Comprendre et surtout accepter cette réalité ! Tel est ce que nous avons cherché à vous expliquer tout au long de ces pages... D'une certaine manière, à vous « désintoxiquer », tout simplement !

Vous avez maintenant la réponse claire aux trois questions essentielles que nous posions au début de ce livre.

C'est à vous de…

Acceptez-vous l'idée que votre organisme a seulement besoin de se réveiller ? Si votre réponse à cette question est NON, fermez ce livre immédiatement et vaquez à vos occupations pendant que vous le pouvez encore... Si votre réponse à cette question est OUI, nous vous invitons à poursuivre votre lecture.

Maintenant que vous avez compris pourquoi vous fumiez réellement, ce qui est vraiment un pas de géant que vous n'imaginiez sûrement pas en ouvrant ce livre, nous allons voir comment aborder les jours prochains.
Maintenant que vous avez bien accepté la seule et unique raison pour laquelle vous fumiez, c'est-à-dire l'intox, vous allez pouvoir regarder devant vous et vous poser la question suivante : que faire ?
Avez-vous bien retenu la seule et unique raison pour laquelle il faut arrêter de fumer ? Oui ? Fumer n'apporte rien et ni vous ni aucun être humain sur cette planète n'a besoin de tabac pour vivre, l'homme n'étant pas du tout fait pour fonctionner au tabac.
Redevenir non-fumeur est une simple évidence de bon sens.
Le tabac est un poison et le seul moyen de se débarrasser définitivement des effets physiques et psychiques d'un poison, c'est d'arrêter d'en consommer et pour arrêter d'en consommer il faut seulement : ouvrir vos yeux et votre esprit ; traverser l'écran de fumée afin de sortir de votre paradigme de fumeur ; se débarrasser ainsi de votre intox parce que si vous reprenez votre schéma, c'est la seule condition sur laquelle vous pouvez sûrement et durablement agir.

Vous seul avez le pouvoir de décider et de réussir car à cette étape de votre vie, comme aux autres, pas de miracle : il faut vous prendre par la main.
Vous savez aussi bien que nous, qu'avec le tabac, comme avec toutes les drogues d'ailleurs, il n'y a pas de petit arrangement possible, pas de négociation possible. Il n'y a pas de paradigme intermédiaire entre le paradigme du fumeur et le paradigme du non-fumeur.
Si vous vous sentez déjà non-fumeur dans votre tête, soyez certain de votre décision, vous n'avez plus besoin de regarder derrière vous. Si vous êtes encore un peu fumeur dans votre tête à ce stade de la lecture, ce n'est pas bien grave : nous ne sommes pas encore à la fin. Prenez le temps d'assimiler et d'accepter toutes ces nouvelles idées. Retournez au chapitre qui peut vous poser une difficulté.
C'est vrai que nous bousculons beaucoup d'idées reçues. L'information fournie est très dense et l'écran de fumée qui, jusqu'à présent vous empêchait de voir la réalité en face, peut être très épais par endroit. Prenez le temps d'assimiler et d'accepter toutes ces nouvelles idées. Soyez certain que votre décision, aujourd'hui, est la bonne. Tous les fumeurs rêvent d'arrêter de fumer et vous êtes en train de réaliser votre rêve. Vous allez même faire mieux : redevenir un non-fumeur. N'écoutez que nous et vous, n'écoutez plus les autres, surtout pas les autres fumeurs qui vont très probablement être jaloux de votre réussite.
Sortir du paradigme du fumeur et regarder devant vous : cela peut paraître un peu simpliste à vos yeux mais, à partir du moment où vous acceptez de voir la cigarette telle qu'elle est réellement, vous avez gagné ! En plus, cerise sur le gâteau, si vous le faites de bon cœur et non à contrecœur, cela va être encore plus facile. Tous les drogués réussissent à arrêter de la même manière. Un jour, ils comprennent que leur drogue n'est

qu'un funeste créateur d'illusions qui les détruit et qui les entraîne irrémédiablement vers le fond, comme une ancre, alors que pendant des années, ils considéraient leur drogue comme une bouée les aidant à traverser les situations de la vie ; et le jour où ils comprennent cela, et surtout qu'ils acceptent cette idée toute simple, ils sont tirés d'affaire. La drogue fait pour les drogués, tout le contraire de ce qu'ils imaginent. Quelle que soit la drogue, elle fait toujours exactement le contraire de ce que vous imaginez. C'est toujours le même refrain, le même serpent qui se mord la queue, et nous vous l'avons bien démontré tout au long de ce livre.

Surtout, au grand surtout ! N'essayez pas de réduire votre consommation ou de vous dire que finalement, avec un peu de volonté, vous pourriez très bien ne fumer que quelques cigarettes par jour ou juste une de temps en temps. Mais fondamentalement, puisqu'aucune cigarette n'est utile, puisque fumer est un comportement à risque, que vous n'en avez pas besoin pour vivre, que c'est même parfaitement le contraire, pourquoi en fumer une de temps en temps ? Un non-fumeur fume-t'il ? Non, jamais, même pas une de temps en temps.

Si cette idée vous traverse l'esprit maintenant ou un autre jour, vous allez souffrir. C'est parce que vous restez dans le paradigme du fumeur. C'est parce que vous n'admettez pas la totalité de ce que vous avez lu, que vous écoutez quelqu'un d'autre, que vous êtes plutôt en train d'écouter à nouveau le refrain des sirènes du tabac... Danger ! Vous êtes en danger immédiat. Vous allez vouloir essayer de croire encore que la cigarette peut avoir des bienfaits dans votre vie. Mais réfléchissez bien, elle n'a aucun bienfait ni pour vous, ni pour aucun fumeur. Tous ces soi-disant bienfaits ne sont que des illusions semblables aux mirages qui font miroiter une oasis au milieu du désert !

Vous allez vouloir marchander et vous pourriez, peut-être, nous citer l'exemple d'une personne de votre entourage qui fume peu.

C'est vrai, certaines personnes y parviennent au prix de très gros efforts et elles nous font croire que c'est possible. Au début dans notre métier, lorsque nous en rencontrions, nous prenions cela un peu pour argent comptant, comme on dit, mais maintenant nous ne sommes plus dupes.

La première question que nous posons à ces personnes qui fument peu : *« Avant, vous fumiez davantage ? »*, et presque à chaque fois, nous obtenons la même réponse : *« Oui »*. D'elles-mêmes, ces personnes expliquent qu'avant, elles fumaient davantage et qu'un jour, elles ont pris la décision de diminuer leur consommation parce qu'elles avaient peur d'attraper un cancer ou d'avoir un problème cardiaque. À chaque fois, ces personnes se trompent de motivation et elles n'arrivent pas à arrêter, mais seulement à diminuer leur consommation au prix de très gros efforts, en espérant diminuer les risques dans les mêmes proportions. Nous rencontrons même, depuis la mise en place des nouvelles réglementations (février 2007), des personnes qui nous disent sans rougir qu'elles ne sont plus fumeuses parce qu'elles ne fument plus au travail !

Pourtant, la seule différence qu'il y a entre un fumeur et un non-fumeur, c'est que l'un fume, l'autre pas ; l'un est dans le paradigme du fumeur, l'autre pas ; l'un est intoxiqué, l'autre pas !

C'est vrai, quelques personnes arrivent à ne fumer qu'une fois de temps en temps. Pourquoi fument-elles ? Pour la même raison que vous le faisiez vous-même : parce qu'elles sont dans le paradigme du fumeur et entretiennent l'idée que fumer sert à quelque chose. Mais comment font ces personnes pour ne pas fumer beaucoup ? Probablement, soit parce qu'elles n'ont pas réussi à accoutumer leur corps, en n'avalant pas la fumée par exemple, soit leur organisme n'a pas la tolérance suffisante pour accepter une dose de tabac supérieure à celle qu'elles consomment. Nous ne sommes pas tous égaux devant les agressions et tous les organismes n'ont pas la même constitution.

Une très faible dose de tabac suffit donc à ces personnes pour les anesthésier et entretenir leur intox. Si vous les observiez bien comme nous l'avons fait, vous pourriez remarquer, aussi, qu'elles fument toujours dans les mêmes situations et qu'elles ont, au fur et à mesure, développé et entretenu le réflexe qui fait que leur cerveau demande sa cigarette en fonction de la situation et non pas d'une soi-disant sensation de manque.
Au risque de nous répéter, la seule différence entre un fumeur et un non-fumeur, c'est que l'un fume et l'autre pas. Même si cela peut vous surprendre, mais vous n'êtes plus à une surprise de plus, quelqu'un qui fume une cigarette par jour ou une cigarette par mois, c'est un fumeur. Vous avez un peu de mal à nous croire ? Si nous vous expliquons : *« Vous savez, nous, nous ne sommes pas des automobilistes parce que nous prenons notre voiture uniquement le samedi, pour aller faire les courses. »* Vous nous diriez à juste titre que nous sommes des automobilistes. Le fait de consommer un produit nous rend utilisateur de ce produit. La notion de quantité n'a rien à voir là-dedans.
Passer dans votre paradigme de non-fumeur : ni nous ni personne ne pouvons le faire à votre place. Nous vous expliquerons, bien sûr, les pièges à éviter dans les semaines qui viennent, mais la chose essentielle à retenir, tout de suite, c'est que, quoi qu'il vous arrive dans les mois ou les années à venir, ne rallumez jamais une cigarette. D'ailleurs pourquoi rallumeriez-vous une cigarette puisque vous êtes non-fumeur ? Un non-fumeur allume-t'il une cigarette ? Vous n'avez nullement besoin de tabac pour vivre, quelle que soit la situation ou l'épreuve traversée, et vous le savez parfaitement. Alors, acceptez cette idée, faites la vôtre et ne retenez plus qu'elle ! Votre vie n'en sera que plus belle.

Les soi-disant peurs de l'arrêt !

Avez-vous confiance en vous ? Probablement que oui. Vous avez confiance en vous, mais vous avez peur. Cela est normal et vous avez peur soit de l'inconnu, soit de ce que vous avez vécu au cours d'une précédente tentative.

En réalité, la seule chose qui peut éventuellement vous bloquer à cet instant, c'est la peur de ne pas réussir. Nous pouvons comprendre cette peur, bien qu'après tout ce que nous avons vu, vous devriez plutôt être rassuré : il n'y a aucune douleur physique à l'arrêt du tabac ; vous n'avez aucune dépendance physique à ce produit, juste une légère accoutumance qui disparaît rapidement ; vous avez compris aussi la mécanique infernale engendrée par l'intox, cette intox que vous avez subi tout au long de vos années de fumeur parce que vous étiez enfermé dans un paradigme fait de mensonges ; et nous allons aborder dans quelques instants les bienfaits liés à l'arrêt du tabac, et là, nous n'avons que des bonnes nouvelles à vous annoncer. Alors, pourquoi avoir peur ? Ayez confiance en vous, vous avez fait le bon choix et ne remettez pas en cause les explications que vous acceptez depuis la première page.

Avoir peur ou douter de votre réussite, c'est humain, mais c'est sans doute la plus belle embrouille de toute la communication savamment organisée autour du tabac : arriver à vous persuader qu'il était impossible de vivre sans tabac et que ce vulgaire pesticide était vital à votre existence. Rappelez-vous de ce que nous disions : *« La puissance de cette industrie est telle qu'elle a pris le pas sur notre propre instinct de conservation »*. Rappelez-vous aussi de cette phrase écrite, il y a trois cents ans, citée en début du livre *« On s'imagina qu'on cesserait de vivre dès qu'on cesserait d'en user »*.

La peur joue très souvent un rôle positif car elle nous protège dans de nombreuses occasions. Elle nous oblige à réfléchir avant d'agir. À l'armée, nos instructeurs nous disaient souvent qu'il fallait avoir peur pour éviter de se faire tuer !

Mais parfois, la peur joue aussi un rôle extrêmement négatif : elle nous bloque, nous paralyse et nous empêche d'agir, une sorte de peur panique. Un grand philosophe[37] du début de notre

37. Sénèque – philosophe (de 4 avant J.-C. à 65).

ère disait : *« Ce n'est pas parce que les choses sont difficiles que nous n'osons pas, c'est parce que nous n'osons pas que les choses sont difficiles ! »*. Tous les fumeurs qui souhaitent arrêter de fumer, et ils sont très nombreux, expriment de très nombreuses craintes à passer à l'acte : peur de souffrir physiquement, peur de vivre sans cigarette... Ces peurs n'ont aucun fondement réel et ressemblent plus à l'appréhension que tout être connaît au moment d'un tournant de sa vie ou d'une épreuve particulière : un examen, un changement de travail, un premier enfant, une intervention chirurgicale, un déménagement ou avant un simple tour en manège... Dans le cas du tabac, c'est l'écran de fumée délimitant le paradigme du fumeur qui génère cette appréhension. Cette appréhension ou ces peurs n'existent que dans le paradigme du fumeur : elles n'existent pas dans celui du non-fumeur. L'action de traverser cet écran de fumée est complètement indolore et, de l'autre côté, c'est uniquement le paradigme du non-fumeur, il n'y a rien d'autre, il n'y a aucun monstre prêt à vous faire souffrir, voire à vous dévorer !

En réalité, et une fois de plus, les fumeurs sont dupés : logiquement, s'ils devaient avoir une peur, c'est celle de fumer ! Dans le paradigme du fumeur, l'idée que le fait d'arrêter de fumer est douloureux et entraine de nombreux désagréments y est subtilement entretenue...

La soi-disant peur de grossir !

L'une des grosses peurs du fumeur qui veut arrêter de fumer, en particulier pour les femmes, c'est celle de grossir. C'est écrit partout : « Arrêter de fumer fait grossir ! » L'idée est vraiment très bien entretenue et vous avez dû vous en rendre compte. D'ailleurs, si vous vous adressez à une consultation de tabacologie, on vous proposera en plus d'un entretien avec un tabacologue et un psychologue, un entretien avec un diététicien !

Faites simplement preuve de bon sens ! De quoi les fumeurs, devrait-ils avoir peur ? Les non-fumeurs, grossissent-ils plus, du fait qu'ils ne fument pas ?
N'ayez aucune crainte et sachez que plus du tiers des personnes redevenant des non-fumeurs ne prennent pas un seul gramme, certaines vont même perdre quelques kilos, les autres prenant entre deux et trois kilos, c'est-à-dire que ces dernières vont retrouver leur poids normal, le poids qu'elles auraient eu si elles n'avaient jamais fumé.
Le réveil de votre corps est très rapide et vous devez bien comprendre deux points essentiels :

1) une voiture dont le filtre à air est bouché consomme plus de carburant qu'une voiture dont le filtre à air est propre. Pour le fumeur, c'est identique. Son corps compense le manque d'oxygène par une demande plus importante de calories, de 10 à 20 % selon les personnes et leur activité, ce qui est important. En redevenant non-fumeur, c'est comme si vous veniez de changer votre vieux filtre à air par un neuf. Votre corps fonctionne alors beaucoup mieux, instantanément, à la condition que vous n'utilisiez aucun substitut et/ou médicament contenant de la nicotine bien évidemment. Il n'a donc plus besoin de l'apport supplémentaire de 10 à 20 % qu'il vous réclamait lorsque vous étiez fumeur. Maintenant que vous êtes non-fumeur, vous avez donc besoin de 10 à 20 % de calories en moins ;
2) il est important d'être attentif aux perceptions que vous allez ressentir dans les prochains jours. Votre corps va se réveiller et ce réveil est très rapide. Vous allez vous sentir mieux, avoir plus d'énergie et en plus, cerise sur le gâteau, vous allez retrouver le goût et l'odorat, il est donc possible que vous soyez davantage gourmand. Mais ne confondez pas faim et gourmandise, faites bien la différence entre ces

deux notions. Toutes les calories que vous ne brûlez pas sont transformées et accumulées par le corps sous forme de graisses.

Comme nous sommes faits de ce que nous mangeons, c'est peut-être aussi pour vous le bon moment de revoir vos habitudes alimentaires. Il suffit simplement de faire preuve de bon sens et vous pourrez trouver quelques conseils simples à la fin de cet ouvrage. Redevenir non-fumeur permet de retrouver le goût des saveurs : sachez apprécier ce que vous mangez mais ne tombez pas d'un comportement à risque dans un autre... Par exemple, votre goût retrouvé devrait vous permettre de beaucoup moins saler ou sucrer qu'auparavant, il est donc important que vous goûtiez votre nourriture avant de l'assaisonner.

La soi-disant peur d'être nerveux !

Là encore, l'idée est savamment entretenue bien qu'il n'existe aucune raison d'avoir peur d'être nerveux lorsqu'on redevient non-fumeur. Bien au contraire puisque fumer est une source de stress permanente. Savez-vous quelle est la principale occupation d'un drogué ? C'est de s'assurer qu'il pourra disposer de sa prochaine dose de drogue dès qu'il termine la précédente. Ce qui est une activité extrêmement stressante. Le fumeur étant un drogué, lorsqu'il écrase son mégot il ne pense qu'à la prochaine cigarette : pourra-t'il fumer et dans combien de temps ? Ce qui le rend nerveux d'autant plus s'il ne peut pas assouvir son soi-disant besoin. Rappelez-vous aussi que fumer est une agression physique de votre organisme et que cette agression, l'obligeant à mobiliser tous ses moyens afin d'y faire face, le stresse et le fatigue énormément.

Les personnes devenant nerveuses en arrêtant de fumer sont des personnes qui s'imaginent se priver de quelque chose. Elles se trompent sur leur motivation. Elles refusent de

redevenir non-fumeur, restent dans le paradigme du fumeur et ne deviennent donc au mieux qu'ex-fumeur abstinent ; nous avons déjà parlé longuement de cet état quasi impossible à supporter.
Au contraire d'être nerveux et stressé, en redevenant non-fumeur vous constaterez dans les jours prochains que vous vous sentirez très détendu et apaisé. Le tabac est un stressant et non un déstressant, le tabac est un dépresseur et non un antidépresseur ! Ça, c'est la vérité qui se trouve derrière l'écran de fumée.
Lorsqu'on réfléchit deux secondes à ces soi-disant peurs que nous venons de voir ensemble, nous nous apercevons qu'il n'y a rien de rationnel dans tout cela. Le fumeur n'est pas rationnel parce que tout dans son paradigme de fumeur est organisé pour qu'il ne soit pas rationnel.
C'est le point essentiel de ce chapitre. Les peurs ne sont basées que sur des on-dit, jamais sur du concret. Tous ces on-dit ont construit votre paradigme de fumeur et sont venus nourrir votre intox jusqu'à produire un ensemble d'illusions.
Peut-être que cela vous demandera quelques efforts, mais l'objectif à atteindre mérite bien quelques efforts, non ! Surtout que dans quelques jours, et avec le recul, vous vous rendrez parfaitement compte que ce n'était pas si dur que cela ! Voire même, plutôt assez facile.
D'ailleurs, combien de fois dans votre vie avez-vous eu peur, ressenti des angoisses ou des craintes avant une étape importante ? Plusieurs fois, nous aussi. Avant un examen, une embauche, un mariage, une intervention chirurgicale, une simple visite chez le dentiste,... En réalité, des dizaines de fois. Pourtant, une fois l'étape importante passée, nous nous disons bien souvent : *« Je me suis vraiment inquiété pour rien... Je pensais que cela aurait été plus difficile ! »*
Tant que vous ne l'avez pas fait, vous ne pouvez pas savoir. Et dès que vous l'aurez fait, vous vous direz : *« Mais pourquoi ne l'ai-*

je pas fait plus tôt ? ». Évidemment, une fois dit ça, vous n'avez plus de raison d'avoir peur parce que vous l'avez déjà fait : vous ne fumez plus, vous êtes redevenu non-fumeur ; le tabac et ses peurs ont totalement disparu... C'est un pur bonheur... Un bonheur que vous ne connaîtrez qu'une seule fois ! Un bonheur qui va durer... Vous étiez « accro » à la cigarette, vous voilà maintenant « accro » à la vie.

Le plaisir de redevenir non-fumeur

Acceptez-vous l'idée qu'il n'existe aucun obstacle ou inconvénient à redevenir non-fumeur ? Si votre réponse à cette question est NON, fermez ce livre immédiatement et vaquez à vos occupations pendant que vous le pouvez encore... Si votre réponse à cette question est OUI, nous vous invitons à poursuivre votre lecture.

C'est un vrai plaisir de redevenir non-fumeur, un pur bonheur que vous ne devriez connaître qu'une seule fois ; si vous êtes redevenu non-fumeur, vous êtes redevenu non-fumeur et c'est pour la vie... Nul besoin pour vous de recommencer puisque vous avez déjà atteint votre objectif !

Ce qui est très surprenant, c'est que l'on découvre vraiment tout le mal que nous faisait le tabac, et on n'en prend vraiment conscience qu'à partir de l'instant où l'on redevient un non-fumeur, et seulement à ce moment-là.

Il n'y a que des bénéfices à redevenir non-fumeur.

Essayez donc de trouver un seul inconvénient au fait de redevenir non-fumeur ! Vous n'en trouverez pas parce qu'il n'y en a pas et vous le savez très bien au fond de vous-même.

Il n'y a pas un seul inconvénient au fait de redevenir non-fumeur, c'est votre récompense. En redevant un non-fumeur, vous ne perdez rien, vous gagnez tout !

Dans les bilans que nous recevons à la suite de nos stages en entreprise, nous pouvons dire que tous ceux qui redeviennent

non-fumeurs vivent un profond sentiment de satisfaction d'avoir réussi et ressentent une amélioration de leur qualité de vie.
Tous nos stagiaires se disent heureux de leur réussite. Pas un seul n'a l'impression de se priver de quelque chose ou d'abandonner quelque chose, contrairement aux idées soigneusement entretenues dans le paradigme du fumeur qui font croire qu'arrêter de fumer est une privation.
Ce qui revient le plus dans les témoignages que nous recevons, c'est que les stagiaires sont surpris de leur réussite, qu'ils sont impressionnés de leur réussite, qu'ils ont pu redevenir non-fumeur en toute sérénité et sans aucune nervosité. Nous devons cependant vous dire que ceux qui réussissent ne le doivent qu'à eux-mêmes, ce qui grandit encore plus leur plaisir.
Nous, nous ne faisons qu'expliquer une mécanique, nous mettons les fumeurs sur la voie de la réussite, mais la seule personne qui puisse prendre la décision de se débarrasser de l'intox et réussir c'est toujours le fumeur, c'est-à-dire vous.
Évidemment, à notre humble avis, le premier bénéfice c'est de se débarrasser des peurs du tabac.
C'est aussi une véritable libération et ce qui nous marque le plus c'est d'avoir du temps, de retrouver du temps. Plus besoin de se poser la question de savoir si on pourra fumer ; plus besoin de faire de savants calculs, pour savoir si on aura ou pas le temps de fumer ; plus besoin de surveiller ses réserves de tabac en permanence…
Fumer est un extraordinaire gaspillage de temps. Maintenant que vous êtes non-fumeur, vous allez découvrir dans les prochains jours que vous allez avoir du temps pour faire plein de choses, du temps pour vous occuper un peu plus de vous et de vos proches.
Votre corps va se réveiller. Laissez-le se réveiller. Surtout, laissez-le se réveiller !
Les bénéfices, qui ne sont que les simples conséquences du fait

que vous soyez redevenu non-fumeur, vont apparaître aussi nombreux et aussi forts que les rayons du soleil au printemps.
Sur le plan physique, vous allez de nouveau pouvoir respirer librement car, lorsqu'on fume, on ne respire pas normalement. Les 850 degrés présents au bout d'une cigarette et sa fumée vous empêchent de respirer normalement. En huit heures seulement, le taux de monoxyde de carbone de votre sang redevient normal et votre corps est mieux oxygéné ! Il fonctionne mieux et vous retrouvez presque immédiatement une vitalité longtemps oubliée. En trois jours, votre capacité pulmonaire est déjà grandement améliorée.
En trois jours, seulement ! Incroyable. Votre corps a donc immédiatement besoin de beaucoup moins de calories. Vous vous sentez mieux, de mieux en mieux, plus détendu, apaisé et en définitive beaucoup moins stressé.
En quelques jours, vous retrouvez du goût et de l'odorat. En trois jours, votre goût et votre odorat redeviennent quasiment normaux parce que vos capteurs sensoriels sont sortis de leur anesthésie. Tout votre organisme se réveille, l'anesthésiant que vous avez consommé pendant des années n'ayant plus aucun effet puisqu'il a, tout naturellement, disparu de votre corps.
Vous ne traînerez plus cette odeur de cendrier froid sur vous, vous n'aurez plus cette haleine fétide de cow-boy. Votre peau va progressivement retrouver son teint naturel et elle sera rapidement plus souple et plus lisse... Et vos doigts jaunis vont se nettoyer.
Quel bonheur aussi de ne plus être contraint d'ouvrir les fenêtres de la voiture en plein hiver. Fini, les petits séjours forcés sur le balcon ou dans le jardin. Fini, au boulot, les pauses à fumer en plein courant d'air sous un abri à vélos.
Fini ! Fini ! Fini ! Oublié, le passé !
Sur le plan financier, vous allez faire d'énormes économies. C'est ahurissant ! Si vous pensez à tout cet argent parti en fumée, simplement pour nourrir de pauvres illusions !

C'est absolument incroyable avec quelle rapidité votre corps se réveille et se nettoie de toutes les cochonneries que vous lui avez obligé à ingérer tout au long de vos années de fumeur, sous la simple contrainte de votre intox. C'est absolument incroyable. En six à huit mois, vous allez retrouver des poumons quasiment neufs.
Vous aurez une peau plus belle, une odeur plus humaine sur vous, des doigts et des dents plus propres… Vous allez aussi oublier en même temps que le tabac, toutes les soi-disant peurs que vous entreteniez, quelles qu'elles soient, peurs de fumer, peurs d'arrêter de fumer.
Financièrement, vous n'aurez plus l'obligation quotidienne de vous ruiner chez le « dealer » du coin et celle d'enrichir votre soi-disant marque préférée.
Peut-être qu'à cet instant présent, ces bénéfices, ces simples conséquences à votre retour dans le paradigme de non-fumeur vous paraissent encore un peu abstraits ou que vous pensez que c'est trop beau pour être vrai. Pourtant ils sont bien réels. Soyez en certain, nous avons goûté ces transformations avant vous comme tous ceux qui redeviennent non-fumeur à la suite de nos stages ou de la lecture de ce livre.
Vous n'en avez peut être pas eu pleinement conscience lors de vos précédentes tentatives, peu importe les raisons. Au cours des prochains jours, soyez attentif à ce que vous ressentez. Vous verrez, c'est vraiment très agréable, voire très jouissif.
Il n'y a strictement aucun inconvénient au fait de redevenir non-fumeur. Votre marque favorite perd un client mais vous, vous ne perdez rien, vous gagnez tout !

Redevenir non-fumeur : mode d'emploi

Acceptez-vous l'idée que vous gagnez tout en redevenant non-fumeur ? Si votre réponse à cette question est NON, fermez ce livre immédiatement et vaquez à vos occupations pendant que vous le pouvez encore... Si votre réponse à cette question est OUI, nous vous invitons à poursuivre votre lecture.

Une fois que vous avez pris la décision de redevenir non-fumeur, comment faire ? Nous vous proposons à présent d'y consacrer un peu de temps car, même si tous les fumeurs sont pris dans la même intox et la même anesthésie, vous pouvez réagir différemment, en fonction de votre entourage, de votre sensibilité, de votre histoire ou de tout autre facteur.
Rappelez-vous, redevenir non-fumeur, c'est un réveil et chacun ne se réveille pas forcément de la même façon.
N'oubliez pas qu'avant tout, c'est notre état d'esprit qui nous permet de réussir ce que nous entreprenons. Plus on fait les choses de bon cœur, mieux on les fait et plus elles paraissent faciles.
Vous êtes déjà dans votre paradigme de non-fumeur, nous en sommes certains, mais si vous vous trouvez encore à la frontière entre les deux paradigmes et que vous hésitez un peu à franchir cette frontière… Allez-y, foncez ! Cette frontière, qui n'est qu'un simple écran de fumée, se traverse sans difficulté, d'autant qu'en traversant un écran de fumée on ne se fait absolument pas mal. Regardez la réalité du tabac et laissez votre corps se réveiller, c'est vraiment la seule chose à faire. Il suffit de laisser votre corps se réveiller, comme le matin lorsque vous sortez du sommeil.

Votre corps va se réveiller à sa manière. Laissez-le faire. Surtout ne l'empêchez pas de se réveiller et de sortir de l'anesthésie dans laquelle la drogue le maintenait jusqu'à aujourd'hui. Votre corps a été littéralement groggy par le tabac pendant des années et des années. Vous pouvez bien lui accorder quelques petits jours, c'est tout ce qu'il vous demande. Seulement, quelques petits jours !

Donc, si vous vous sentez un peu déstabilisé pendant quelques jours, c'est parfaitement normal et il n'y a rien de grave, c'est simplement votre corps qui se réveille. Donnez-lui le temps de retrouver ses repères, de retrouver ses réflexes de non-fumeur. Nous allons vous donner quelques astuces pour simplifier votre réussite, mais ce réveil il n'y a que vous qui puissiez le permettre.

Accepter cette phase de réveil, c'est être plus fort et, de jour en jour, vous vous sentirez plus fort et plus sûr de vous. Vous allez retrouver vos réflexes de non-fumeur. Vous allez découvrir, finalement, que redevenir non-fumeur, c'est uniquement vivre et profiter pleinement de toutes les situations de la vie sans aucun écran de fumée.

D'ailleurs, si vous vous rappelez le jour où vous êtes passé du paradigme de non-fumeur à celui de fumeur, vous avez bien accepté de vivre les situations que vous viviez avant sans fumer, en fumant, avec tous les changements que cela impliquait. Avez-vous bien conscience de cette évidence ? Elle semble stupide à dire, pourtant il est très important d'accepter cette évidence.

Le jour où vous êtes devenu fumeur, vous n'avez pas créé de nouvelles situations, vous avez appris à gérer les situations de la vie différemment en rajoutant un paramètre, et pas des moindres, celui du tabac ! Ce qui est radicalement différent, avec en plus tout le cortège des contraintes qui en découle : tousser le matin, avoir des doigts jaunis, risquer d'attraper une maladie mortelle, dépenser une fortune chez le dealer du coin, sortir par une nuit froide pour aller se fumer sa dose, rouler fenêtre ouverte en plein hiver, recracher la fumée sur le côté en se tordant la bouche pour ne pas ennuyer votre voisin de table... Vous avez bien accepté ces contraintes à ce moment-là. Alors, acceptez simplement aujourd'hui de ne plus avoir ces contraintes !

Lorsque vous avez commencé à fumer, vous êtes passé du paradigme de non-fumeur au paradigme de fumeur. Rassurez-nous ! Vous n'avez pas eu besoin de patchs pour le faire ce changement et il n'est pas venu d'un coup non plus : les premières cigarettes vous ont fait tousser ou donné des vertiges, et puis vous avez fumé de plus en plus au fil des années. Pour que votre corps s'accoutume au tabac, cela ne s'est pas fait du jour au lendemain. Alors, il est où, le problème ? Fumer est plein de contraintes. Fumer est une contrainte alors qu'il n'y a aucune contrainte à ne pas fumer. En redevenant non-fumeur, vous vous libérez de toutes ces contraintes inutilement créées.

C'est bien pour cela que nous disons que redevenir non-fumeur, c'est uniquement une question d'état d'esprit : accepter la réalité afin de sortir du paradigme du fumeur en laissant simplement son corps se réveiller.

Il y a une chose essentielle à retenir et ce que nous allons vous expliquer à présent est extrêmement important. Comprenez-nous bien et souvenez-vous en en toute occasion.

Vous avez compris tout à l'heure que cette drogue avait anesthésié votre cerveau, qu'elle tuait vos sensations et qu'elle vous empêchait de réfléchir en vous maintenant ainsi sous son influence. Cette substance indigeste a attaqué votre organisme et en a perturbé le fonctionnement. Dans les quelques jours prochains, étant donné que vous ne fumerez plus puisque vous êtes non-fumeur (pourquoi un non-fumeur fumerait-il ?), votre corps va se réveiller progressivement et va se débarrasser très rapidement du poison. Pour cela, il va avoir besoin de quelques petits jours afin de se rééquilibrer naturellement.

C'est la raison pour laquelle vous pourrez ressentir une légère sensation de flottement. Cette sensation vous indique simplement que la drogue est en train de quitter votre corps.
Pendant quelques petits jours, et en fonction des situations que vous vivrez, votre cerveau, lorsqu'il ressentira une sensation de flottement due à votre réveil, pourra activer l'instruction qu'il a entretenue à tort au cours de votre vie de fumeur, celle qu'il a envie d'une cigarette.
Sachez bien comprendre cette sensation : c'est simplement votre corps se réveillant et uniquement ça ! Laissez-le se réveiller naturellement et sereinement. Surtout, ne l'empêchez pas de se réveiller, ne le replonger pas dans un sommeil en succombant de nouveau, à l'appel des sirènes du tabac qui sont restées dans le paradigme du fumeur, qui vous voient s'éloigner d'elles, qui se rendent compte qu'elles sont en train de vous perdre... définitivement.
Votre cerveau a besoin d'un tout petit peu de temps pour comprendre cette nouvelle instruction : [sensation de flottement] est égal à [réveil].
Acceptez l'idée que votre corps puisse avoir besoin de quelques petits jours pour se réveiller. Accepter cette idée, c'est être dans le bon état d'esprit, et c'est être sûr de réussir.
Envisageons le pire. Même si cela était un peu difficile, où est le problème ? Affronter quelques tout petits jours difficiles alors que vous avez fumé pendant dix, vingt ou même trente ans de votre vie. Franchement, pour être passés par-là nous-mêmes, il n'y a rien de grave. Il faut relativiser et positiver tout ce que vous pouvez éventuellement ressentir.
Par exemple, lorsqu'on fait une randonnée en montagne, ça monte et c'est dur. Il faut marcher pendant des heures, le sac à dos pèse de plus en plus lourd, tous vos muscles se rappellent à votre bon souvenir, on en arrive même à penser qu'on a des muscles, on avait oublié qu'ils existaient, on a des crampes et des courbatures, on a soif, on a faim, on a chaud, et on se dit qu'on

serait mieux devant la télé ou dans son jardin. On en bave un peu, parfois un peu plus, et pourtant on continue à avancer parce qu'on a un seul but, celui d'arriver au sommet. Une fois qu'on atteint le sommet et qu'on découvre l'extraordinaire beauté du panorama, on oublie tout, la fatigue, les douleurs, la faim, la soif, le poids du sac à dos... Et on prend des photos.
Rien n'a plus d'importance que le bonheur de se trouver devant un panorama sublime. Ce panorama, après tous les efforts fournis, devient comme une récompense suprême.
Atteindre le paradigme de non-fumeur, après quelques éventuels efforts, c'est le panorama que vous découvrez derrière l'écran de fumée et il devient votre récompense suprême.

Les sensations possibles à votre réveil !

Nous allons envisager ensemble les sensations que vous pouvez ressentir pendant votre phase de réveil.
La plupart des fumeurs ne ressentent rien de particulier en redevenant des non-fumeurs. C'est la tête qui dirige le corps et non l'inverse. Dans tous les cas, tout ce que vous pouvez éventuellement ressentir, c'est parce que votre corps se réveille et que chacun se réveille à sa façon. Nous nous répétons souvent, c'est vrai... Laissez votre organisme se réveiller.
Nous l'avons déjà expliqué, il n'y a aucune douleur physique identifiable au manque de nicotine. Vous pourrez ressentir des picotements au niveau de l'estomac, vous pourrez aussi avoir un peu mal à la gorge et tousser un peu plus pendant quelques jours,... Toutes ces petites manifestations, absolument sans conséquence, sont simplement les signes que vous auriez ressentis au cours de votre vie de fumeur si votre corps n'avait pas été anesthésié par l'effet narcotique de la cigarette ! D'ailleurs, si le tabac n'avait pas possédé des propriétés anesthésiantes, il est fort probable que vous n'auriez jamais réussi à fumer la moindre cigarette !

Une sensation d'irritation des voies respiratoires

Aujourd'hui, vous redevenez non-fumeur. Votre corps, sortant d'une très longue anesthésie, va donc pouvoir ressentir toutes les agressions et les irritations liées à votre tabagisme et réactiver ses signaux d'alerte et ses défenses. Rappelez-vous ce que nous disions en début de chapitre : c'est uniquement en arrêtant de fumer que vous pourrez vous rendre compte des dégâts engendrés par votre tabagisme. Tous les signaux que votre corps vous envoie, c'est pour dire qu'il subit une agression, une agression due aux nombreux produits ingérés pendant des années.

À ce propos, rappelez-vous simplement, pour quelle raison vous toussiez le matin, si cela était votre cas ? Pour la raison élémentaire que pendant les huit heures de votre sommeil, vous n'aviez pas fumé et que par conséquent votre corps, sortant de son anesthésie, pouvait réagir à l'irritation de votre gorge et de vos bronches et cherchait à vous avertir d'un problème ; problème que vous résolviez à tort, mais personne ne vous l'avez expliqué, en allumant une cigarette ; cette cigarette provoquant une nouvelle anesthésie, votre toux s'arrêtait ; votre intox s'entretenant, vous pensiez que la cigarette était bonne pour vous et que vous en aviez besoin !

Afin d'illustrer notre propos, nous transcrivons, ci-après, le dialogue d'une publicité diffusée sur les chaines de télévision américaines dans les années 1950. Une ravissante demoiselle demande : *« Est-ce que je me sentirai mieux en fumant des Philips Morris ? »* Une voie off lui répond : *« Oui, vous vous sentirez mieux et voici pourquoi. On constate que la toux due au fait de fumer disparait, que l'effet de la gorge sèche s'estompe et que ce goût acre et irritant se dissipe ».*[38]

Toutes ces manifestations, tous ces signaux, vous pouvez les ressentir aujourd'hui parce que les terminaisons nerveuses de votre corps peuvent, à nouveau, elles-mêmes les ressentir, mais

38. « Tabac, retenez votre souffle » – documentaire de N. Collot (2005).

ce n'est pas parce que vous arrêtez de fumer, c'est parce que vous fumiez et que vous les aviez endormies pendant des années.
Si vous ressentez ce genre de manifestations physiques, c'est bon signe : c'est simplement votre corps qui se réveille. Mettez-vous dans le bon état d'esprit, n'inversez pas la réalité.

Une sensation de flottement

Vous pouvez vous sentir un peu « flottant » avec des moments de vide ou d'absence. Cela nous arrive à tous, chaque fois que nous changeons notre rythme de vie. Par exemple, après une période d'intense activité, lorsque vous prenez des vacances, les deux premiers jours votre tête est souvent ailleurs et marche lentement. Vous ne vous en inquiétez d'ailleurs pas et vous ne retournez pas au travail pour autant. Vous savez que cela va passer très vite, que c'est simplement votre corps qui décompresse en se mettant un peu au ralenti parce qu'il en a besoin. D'ailleurs avant, vous vous êtes sûrement dit : *« J'ai besoin de vacances »*.
Eh bien ! C'est exactement la même chose avec le tabac lorsqu'on redevient non-fumeur. Si vous ressentez cela, c'est bon signe : c'est simplement votre corps qui se réveille.

Une sensation de fatigue

En arrêtant de fumer, vous pourrez ressentir de la fatigue et vous pourrez avoir envie de dormir. Ce n'est pas parce que vous arrêtez de fumer, c'est parce que vous avez fumé pendant des années et votre organisme a été complètement stressé par votre tabagisme et qu'enfin, puisque vous venez d'arrêter, il peut souffler, il peut récupérer ! Comme une sorte de convalescence...
Si vous ressentez cela, ce n'est pas grave, c'est bon signe : c'est simplement votre corps qui se réveille.

<u>Une sensation d'excitation</u>
Au contraire, tous les organismes ne réagissant pas de la même façon et n'ayant pas la même histoire, en arrêtant de fumer vous pouvez avoir un trop plein d'énergie et avoir du mal à dormir. N'oubliez pas, votre corps a été endormi pendant des années et maintenant, il a simplement envie de se dégourdir ! Pensez aussi qu'il a besoin de moins de calories et que si vous lui en donnez trop, il a besoin de les dépenser. Une simple marche peut vous permettre de trouver rapidement votre équilibre. Si vous ressentez cela, ce n'est pas grave, c'est bon signe : c'est simplement votre corps qui se réveille.

<u>Une sensation de tristesse (crise de larmes)</u>
Il peut vous arriver de pleurer assez facilement, même si c'est plus vrai pour les femmes que pour les hommes. Cela n'est pas très agréable, bien sûr. Pourtant, c'est un excellent signe ! Il indique que votre corps sort d'une longue période de dépression, le tabac ayant anesthésié vos émotions pendant des années. Pleurer est le moyen que votre corps utilise pour évacuer ses tensions. Si vous deviez pleurer dans les jours prochains, prenez cela pour une manifestation de votre joie. La joie est simplement une émotion exprimant le sentiment d'une exaltation agréable et profonde et est souvent ressentie lorsqu'un désir se réalise. Votre désir est de redevenir non-fumeur et il est carrément en train de se réaliser. Si vous ressentez cela, c'est bon signe : c'est simplement votre corps qui se réveille.

<u>Une sensation, comme une envie de fumer</u>
Si vous pensez à la cigarette pendant encore quelques jours, ce n'est absolument pas grave et c'est même plutôt normal. Vous savez, nous, nous y pensons tous les jours à la cigarette, nous vivons carrément avec, elle fait partie de notre métier. Ce n'est pas pour autant que nous avons envie de fumer : nous sommes

non-fumeurs. Donc si vous y pensez, ce n'est pas grave, à partir du moment où vous y pensez comme tout non-fumeur. Vous allez de toutes les façons et très rapidement vous rendre compte que, dans quelques jours, vous vivrez sans penser une seconde à la cigarette, parce que vous allez retrouver vos réflexes de non-fumeur. Cela vient très rapidement. C'est même incroyable, la vitesse à laquelle votre cerveau va s'accoutumer à ce retour à votre vie de non-fumeur !

Finalement, il n'y a vraiment pas grand-chose à redouter. En réalité, le seul effort (si on peut appeler cela un effort !) à fournir, c'est de laisser votre corps se réveiller. Écoutez votre corps plutôt que les sirènes du tabac. Ne vous retournez plus et avancez dans le paradigme de non-fumeur que vous êtes redevenu, les sirènes s'éloigneront très vite et, très vite, vous ne les entendrez plus.

Vous constaterez par vous-même que redevenir non-fumeur, ce n'est pas bien compliqué et même trop simple pour avoir un petit regret de ne pas l'avoir fait plus tôt.

Rappelez-vous de cette vérité : toutes les manifestations passagères que vous pourrez ressentir dans les quelques petits jours qui viennent ne sont dues qu'au seul réveil de votre corps. Laissez-le se réveiller.

Respirez calmement, buvez doucement un verre d'eau, allez marcher un peu... Et la manifestation disparaîtra, et l'intervalle entre deux manifestations augmentera et, très rapidement, en quelques petits jours, vous n'aurez plus aucune manifestation d'aucune sorte.

La soi-disant cause d'échec possible !

Il n'y a pas trente-six causes de réussite possibles, il n'y en a qu'une : c'est vous ! Idem pour les causes d'échec possibles. Il n'y a pas trente-six causes d'échec possibles, il n'y en a en réalité qu'une et une seule et cette seule cause d'échec possible, c'est

vous et uniquement vous. Vous pouvez chercher et retourner le problème dans tous les sens mais il n'existe aucune autre cause possible. Les autres causes que vous pourriez annoncer fièrement ne sont que des mauvaises excuses. Ce ne sont pas des causes mais seulement des faux prétextes.
La seule cause d'échec possible, ce n'est que vous. Vous n'avez pas voulu ouvrir les yeux et traverser l'écran de fumée, vous n'avez pas voulu vous affranchir de vos soi-disant peurs, vous êtes resté dans votre paradigme de fumeur. Vous n'osez pas retourner vers celui qui était pourtant le vôtre avant que vous n'allumiez votre première cigarette : votre paradigme de non-fumeur. Vous refusez la vérité et vous lui résistez. Vous faites bêtement de la résistance au changement.
Vous avez probablement compris tout ce que nous avons expliqué, peut-être même pensez-vous que vous saviez déjà tout cela. Mais vous ne l'acceptez pas. Vous pensez toujours, soit que vous n'êtes pas capable de réussir, c'est-à-dire que vous vous mettez en position d'échec avant même d'avoir commencé, soit que vous cherchez une autre solution, voire une solution miraculeuse, mais il n'y en a pas d'autre, soit que vous pensez toujours que la cigarette vous amène quelque chose de positif, et il y a encore une petite flamme quelque part dans votre crâne qui joue le rôle de source de chaleur (reprenez votre schéma). Vous êtes toujours dans votre paradigme de fumeur et votre intox est toujours active. Si vous êtes dans ce cas-là, n'ayez plus de doute sur votre décision et sur la solution : nous ne sommes pas conçus pour consommer du tabac. Lâchez prise ! Il n'y a que vous qui pouvez le faire. Votre réussite ne dépend que de vous.
Ce qui est admirable dans le cas des conduites à risque, et le tabagisme en est bien une, c'est que vous êtes à la fois la seule cause de réussite, mais aussi la seule cause d'échec !
Cet échec peut survenir au cours de deux périodes.
La première période se situe dans les tous prochains jours. Vous

ne donnez pas à votre corps le temps qui lui est nécessaire pour se réveiller. Nous l'avons expliqué, votre corps a besoin de quelques petits jours pour se réveiller et si vous ne lui laissez pas ces quelques petits jours qu'il vous réclame gentiment, c'est l'échec assuré et il faut recommencer. Alors pour éviter l'échec et d'avoir à recommencer, si vous ressentez une des manifestations dues au réveil, regardez devant vous ; ne prenez pas de cigarette ; écoutez votre corps plutôt que les sirènes du tabac qui essaient de se rappeler à votre « mauvais » souvenir.

La seconde période peut se situer dans plusieurs semaines, plusieurs mois ou même plusieurs années. Vous ne fumez plus depuis longtemps, vous vous sentez aussi bien physiquement que psychologiquement, vous ne pensez pratiquement plus jamais à la cigarette et, pourtant, vous n'êtes pas tout à fait non-fumeur. Vous avez conservé dans un coin de votre esprit une petite flamme qui signifie que *« fumer, c'était quand même sympa »* parce que vous n'êtes jamais sorti complètement de votre paradigme de fumeur. Si tel est le cas, un jour ou l'autre, vous reprendrez la cigarette. Cela pourra être au cours d'une fête ou au cours d'une mauvaise journée. Vous reprendrez bêtement. D'ailleurs, vous avez remarqué, c'est ce que disent tous les fumeurs qui sont restés quelque temps sans fumer : *« J'ai repris bêtement »*.

Vous vous trompez de motivation, vous avez arrêté de fumer uniquement pour des questions de risques liés à votre santé. Vous n'êtes pas un non-fumeur, vous êtes un ex-fumeur abstinent. Ce n'est pas une position très confortable... Alors, reprenez les fondamentaux immédiatement, oubliez que *« fumer, c'était quand même sympa »* parce que fumer ne peut strictement rien vous apporter ; sortez définitivement de votre paradigme de fumeur, ouvrez les yeux et regardez devant ; ne vous retournez plus et le chant des sirènes deviendra définitivement inaudible !

C'est exactement ce qui arrive aux femmes qui viennent d'accoucher et qui reprennent la cigarette. Enceintes, elles n'ont

pas fumé pour préserver la santé de leur futur bébé et cela ne leur a posé aucun problème de soi-disant dépendance. Bébé étant là, elles n'ont plus le prétexte de préserver sa santé et elles refument. Pourquoi ? Parce qu'elles se sont trompées de motivation et étaient donc restées dans leur paradigme de fumeuse. Comme quoi, la vraie raison pour redevenir non-fumeur est bien de considérer que le tabac n'est pas nécessaire à la vie, et n'apporte strictement rien au fumeur.
Donc, vous voyez qu'il n'y a qu'une et une seule cause d'échec possible. C'est vous, toujours vous, uniquement vous. Alors, vous l'avez traversé cet écran de fumée ?
En définitive, quand redevient-on non-fumeur ? Si nous vous posons la question : *« Quand serez-vous non-fumeur ? »* Que répondez-vous ? Que vous l'êtes déjà ! Bravo, vous avez gagné. C'est exactement cela. Vous redevenez non-fumeur à l'instant même où vous décidez de l'être !
En réalité, redevenir non-fumeur ne prend qu'une toute petite seconde. Après, ce n'est que pure formalité : laissez votre matériel de fumeur dans votre ancien paradigme de fumeur et laissez votre corps se réveiller pendant quelques petits jours.

Laissez vos cigarettes dans le paradigme du fumeur

Acceptez-vous l'idée que dorénavant, vous êtes un non-fumeur ? Si votre réponse à cette question est NON, fermez ce livre immédiatement et vaquez à vos occupations pendant que vous le pouvez encore... Si votre réponse à cette question est OUI, nous vous invitons à poursuivre votre lecture.

Vous arrivez déjà au terme du livre et ce chapitre sera court. Pourtant, c'est là que va se matérialiser votre réussite.
Un non-fumeur n'a nullement besoin de cigarettes. Qu'en ferait-il ? Un non-fumeur n'a jamais de paquet de cigarettes dans ses poches, pas même de briquet ou d'allumettes...
Donc, puisque maintenant vous êtes non-fumeur, nous vous demandons de laisser vos cigarettes dans votre ancien paradigme de fumeur. Cette règle du jeu est extrêmement importante et nous vous demandons de la respecter scrupuleusement.
Débarrassez-vous de vos cigarettes, paquets entamés comme paquets neufs. N'ayez pas le moindre scrupule d'un éventuel gaspillage, ce n'est pas du tout un gaspillage, c'est un investissement, le plus rentable des investissements que vous pouvez réaliser. Écrasez vos paquets et mettez-les directement à la poubelle.
Vous fumiez la pipe, cassez-les et mettez-les à la poubelle, elles ne vous sont plus d'aucune utilité même pas en objet de décoration. Vous avez une machine à rouler les cigarettes, c'est pareil. Cassez-la et jetez tout votre matériel à la poubelle.

Quel que soit votre mode de consommation, détruisez immédiatement la totalité de votre matériel de fumeur, n'hésitez pas à fouiller partout (maison, voiture, bureau...) et jetez le tout à la poubelle, sans aucun regret, sans aucun scrupule, mais avec bonheur et plaisir. Vous êtes en train de réaliser votre rêve ! Celui de redevenir un non-fumeur heureux...
C'est fait. Vous êtes maintenant dans le paradigme des non-fumeurs. Considérez-vous comme non-fumeur et ne revenez jamais en arrière. Nous allons juste nous permettre de vous donner encore quelques tous petits conseils afin de conforter votre réussite ; si vous les respectez, vous n'avez aucun souci à vous faire.

Je suis non-fumeur

Avez-vous accepté de jeter tout votre matériel de fumeur, et ce, sans aucun regret ? Si votre réponse à cette question est NON, fermez ce livre immédiatement et vaquez à vos occupations pendant que vous le pouvez encore... Si votre réponse à cette question est OUI, nous vous invitons à poursuivre votre lecture.

Vous avez fait le plus difficile, prendre la décision de redevenir non-fumeur. Vous avez fait le plus contraignant, lire ce livre. Vous avez fait le plus compliqué, comprendre pourquoi il fallait redevenir un non-fumeur et pourquoi vous avez fumé pendant des années. Vous avez fait le plus dur, jeter votre matériel de fumeur... Maintenant que vous êtes dans votre nouveau paradigme de non-fumeur, il ne vous reste que le plus simple à faire, vivre.
Il ne vous reste plus qu'à VIVRE !
C'est-à-dire rien de spécial. Vous viviez avant et vous allez continuer à vivre. Bien sûr, dans les toutes prochaines heures, dans les tous prochains jours, vous allez connaître quelques manifestations passagères qui s'estomperont, nous en avons déjà longuement parlé. Vous savez qu'il ne s'agit que de manifestations dues au réveil de votre organisme et vous savez quoi faire : le laisser se réveiller.
Vous devez évidement penser à cet instant que c'est trop simple pour être vrai. Pourtant vous n'avez rien à perdre à nous faire confiance, vous avez même tout à gagner. Alors pour vous rassurer, nous ajoutons quelques indications utiles.

Ne changez pas vos habitudes

Ne changez pas de mode de vie parce que vous êtes redevenu non-fumeur. C'est la dernière des choses à faire. Il n'y a rien de plus normal que de ne pas fumer. Tous les tabacologues vous demandent de changer vos habitudes, nous, bien au contraire, nous vous demandons de ne pas le faire : ne cherchez pas à éviter les fumeurs. S'il y a des fumeurs dans votre entourage, cela n'a absolument aucune importance. Nous ne vivons pas au milieu des fumeurs ou au milieu des non-fumeurs. Nous vivons au milieu d'êtres humains, dont certains sont fumeurs et d'autres sont non-fumeurs. C'est aussi simple que cela, et si avant, par exemple, vous sortiez dans la cour de l'entreprise pour fumer une cigarette, continuez à sortir pour vous détendre et discuter avec vos collègues comme d'habitude. Offrez-vous une pause « air frais ».

Lorsque vous étiez fumeur, vous aviez des collègues, des amis, de la famille, maintenant que vous êtes non-fumeurs, vous avez les mêmes collègues, les mêmes amis et la même famille. Votre environnement ne change pas, les situations ne changent pas. Reprenez le schéma du début. Il n'y a que votre intox qui a disparue.

L'outil est toujours présent autour de vous, et si dans les jours prochains, vos amis ou vos collègues vous proposent une cigarette, expliquez simplement avec un grand sourire que vous êtes non-fumeur, et si on vous répond une phrase du genre : *« toi, c'est pas possible ! Tu te moques de nous, avec tout ce que tu fumais ! Comment as-tu fais ? »* ; reprenez la réponse suivante : *« Si, c'est possible ! La preuve, je suis non-fumeur ! La meilleure façon de réussir à se passer d'une chose définitivement, c'est d'estimer que la chose n'est plus utile. »* Et, aujourd'hui, c'est parfaitement votre cas, vous estimez que la cigarette n'est plus utile puisque vous êtes non-fumeur. À quoi peut bien servir une cigarette à un non-fumeur ? À rien !

Vous avez faim

Parfois, vous pourrez ressentir, éventuellement, car cela est loin d'être toujours le cas, une très forte envie de fumer. Sachez qu'en réalité, ce n'est pas une envie de fumer, mais que c'est simplement votre corps qui se réveille. Cette manifestation peut même être confondue avec la fringale, brutalement, vous avez faim. Réfléchissez, regardez votre montre... Est-ce l'heure du repas ? Non. Eh bien ! C'est que vous n'avez pas faim. Prenez simplement un verre d'eau. Respirez et buvez calmement, et la manifestation disparaîtra très rapidement, au bout d'une minute ou deux, tout au plus.

Conclusion

D'une manière générale, buvez beaucoup, prenez des pauses « air frais ». Vous pouvez même en abuser, cela aidera votre organisme à éliminer les toxiques qu'il a ingérés pendant des années.

Vous pouvez aussi utiliser le texte de relaxation présenté en annexe ; c'est simple et très efficace.

Un non-fumeur ne fume jamais, qu'il soit détendu ou énervé, qu'il soit seul ou entouré de monde. Un non-fumeur ne pense jamais à fumer, cela ne lui vient jamais à l'esprit parce que fumer n'appartient pas au paradigme du non-fumeur, fumer ne lui sert à rien. Maintenant, vous êtes dans ce cas-là. Le réveil est extraordinairement rapide et vous constaterez bientôt que vous passerez vos journées entières sans penser une seule fois à la cigarette.

Analysez le moindre doute, la moindre difficulté comme le fait que vous regardez derrière vous, que vous n'arrivez pas à vous éloigner de votre paradigme de fumeur et que vous entendez toujours le chant des sirènes. Ce chant est un piège tendu par des gens qui n'en veulent qu'à votre argent et pour qui votre bonheur, votre bien-être et votre santé n'ont strictement aucun intérêt ; ils n'ont qu'un seul intérêt, celui de faire un maximum de profit sur votre cœur et vos poumons !

Si vous êtes dans ce cas, relisez les passages concernant vos doutes, vos difficultés ou vos craintes et, si vous le souhaitez, écrivez-nous : www.lelivrepourarreterdefumer.com

En annexe, nous vous présentons également un ensemble de conseils « mieux vivre », à lire et à consommer sans modération. Vous êtes arrivé à votre but et nous vous autorisons à vous féliciter, très sincèrement. Peut-être qu'habituellement, l'autosatisfaction n'est pas de mise chez vous... Eh bien ! Là, vous pouvez en abuser et recommencer à vous féliciter autant que vous voulez, il n'existe aucune contre-indication !

Annexes

Retrouvez vos sensations

- Installez-vous correctement dans votre fauteuil...
- Mettez votre dos bien en contact avec le dossier.
- Maintenez juste ce qu'il faut votre tête, pour la laisser dans le prolongement de votre dos.
- Abaissez vos épaules.
- Relâchez vos bras.
- Déposez vos mains sur les cuisses, les doigts relâchés.
- Prenez conscience des zones de contact de votre dos avec le dossier.
- Et sentez à chaque inspiration vos côtes se soulever, puis s'abaisser à chaque expiration.
- Laissez vos poumons prendre toute la place qui leur convient..
- Respirez librement...
- Sentez également le va et vient de votre ventre au rythme de votre respiration.
- Relâchez les muscles fessiers.
- Laissez-vous porter par votre siège.
- Sentez l'arrière de vos cuisses posé sur l'assise de votre fauteuil.
- Relâchez vos mollets.
- Ressentez vos pieds bien en contact avec le sol, comme s'ils pouvaient s'y planter, s'y enraciner.
- Prenez quelques instants pour ressentir votre corps relâché...
- Imaginez-vous à présent au milieu d'un champ de coquelicots...

- Prenez le temps de vous imprégner de la couleur rouge, des bienfaits qu'elle vous apporte.
- Inspirez tranquillement comme pour vous l'approprier.
- Continuez votre voyage et imaginez-vous à présent dans une magnifique orangeraie...
- Appréciez ces couleurs orange, imaginez l'odeur de ces fruits...
- Inspirez tranquillement comme pour vous l'approprier.
- Poursuivez votre voyage et découvrez à présent un champ de tournesol...
- Appréciez tous ces « soleils » jaunes.
- Inspirez tranquillement comme pour vous l'approprier.
- Vous découvrez à présent une prairie verdoyante, appréciez ce vert autour de vous...
- Inspirez tranquillement comme pour vous l'approprier.
- Continuez votre route et découvrez devant vous l'immensité de l'océan.
- Admirez tous ces bleus nuancés...
- Inspirez tranquillement comme pour vous l'approprier.
- Reprenez maintenant contact avec les bruits environnants.
- Ressentez vos points de contact avec le fauteuil.
- Bougez légèrement les pieds, les mains.
- Frottez-vous le visage, les bras.
- Baillez, étirez-vous.
- Profitez, souriez...

Vous pouvez « pratiquer » cette séance de relaxation dès la fin du livre et dès que vous en ressentez le besoin à la maison comme au boulot. C'est un moyen simple et efficace d'évacuer rapidement les petites tensions qu'on accumule tous, en cours de journée.

Vous pouvez aussi, en fonction de votre situation, raccourcir cette séance de relaxation et modifier l'objet de votre « évasion », avec un souvenir de vacances par exemple.

Mon nouveau sourire mieux vivre !

Vous êtes non-fumeur, profitez-en : mangez mieux, bougez mieux, vivez mieux...

Les informations qui suivent ne sont volontairement pas scientifiques et doivent vous permettre de comprendre quelques mécanismes simples, et de trouver ainsi, par vous-même, votre propre équilibre. Elles vous sont communiquées à titre indicatif et ne peuvent en aucun cas engager la responsabilité d'Humanis Solutions et des auteurs de cet ouvrage. En cas de difficulté, consultez un médecin.

Vous venez de redevenir non-fumeur

Dans les jours prochains, votre corps se réveille d'une longue anesthésie provoquée par la fumée de vos cigarettes. Pendant ces quelques jours, votre cerveau peut vous envoyer, par moment, le message que vous avez envie d'une cigarette, message qui peut être confondu avec celui de la fringale. N'accordez pas plus d'importance à cette envie qu'elle n'en a en réalité et n'ouvrez pas la porte du réfrigérateur, juste pour faire quelque chose ou essayer de chasser cette envie. Cependant, n'hésitez pas à boire un verre d'eau. Évitez de manger entre les repas. Rappelez-vous de cette règle simple : est-ce l'heure du repas ? Oui, je prends mon repas ; non, je ne mange pas.

Soyez certain que la sensation étrange de soi-disant manque, disparaîtra rapidement et se fera de moins en moins présente pour disparaître totalement après quelques jours. Rappelez-vous que votre cerveau a eu besoin de quelque temps pour se créer ses réflexes de fumeur et qu'il a besoin d'un tout petit de temps pour retrouver ses réflexes de non-fumeur.

Les calories

Une voiture dont le filtre à air est bouché consomme plus d'essence qu'une voiture dont le filtre à air est propre. Pour le fumeur, c'est exactement pareil. Son organisme va compenser le manque d'oxygène par un apport supplémentaire de calories (de 10 à 20 % selon les personnes et leur activité).

En redevenant non-fumeur, c'est comme si vous aviez changé votre filtre à air. Vous permettez ainsi, et immédiatement, à votre corps de fonctionner mieux, à la condition, bien sûr, que vous n'utilisiez aucun substitut et/ou médicament contenant de la nicotine. Votre organisme n'ayant donc plus besoin de cet apport supplémentaire de 10 à 20 % que vous absorbiez lorsque vous étiez un fumeur, vous devez donc absorber moins de calories puisque vous êtes, dorénavant, un non-fumeur.

Pas de régime compliqué

Votre corps doit s'habituer à son nouvel état « suroxygéné », et retrouver son équilibre. Laissez-lui un peu de temps. Aidez-le simplement, mais ne vous mettez pas martel en tête et ne vous lancez surtout pas dans des régimes aussi compliqués qu'inefficaces. Ne passez pas votre temps sur la balance ! D'ailleurs, ne le faites que si nécessaire, la prise de poids n'étant pas une fatalité, une fois tous les quinze jours, voire une fois par mois suffit amplement. Calculez votre indice de masse corporelle (IMC), c'est une bonne indication de votre corpulence et vous vous apercevrez que vous êtes probablement dans la norme. Attention, ce calcul n'est qu'indicatif et n'est pas utilisable pour les enfants, les personnes âgées et les grands sportifs.
IMC = [poids en kg] / ([taille en mètre] au carré), soit 23,15 pour une personne mesurant 1m80 et pesant 75 kg ($75/1{,}8^2 = 75/3{,}24 = 23{,}15$).
Voici l'interprétation (indicative) que vous pouvez faire de votre résultat :

- IMC inférieur à 14 = dénutrition grave
- IMC compris entre 14 et 18 = maigreur inhabituelle
- IMC compris entre 18 et 25 = normal
- IMC compris entre 25 et 30 = surpoids
- IMC au-dessus de 30 = obésité

La très grande majorité, pour ne pas dire la quasi-totalité des fumeurs qui participent à nos formations ne constatent aucun changement d'IMC après avoir arrêté de fumer, mais peuvent retrouver leur poids de non-fumeur, c'est à dire le poids qu'ils auraient eu s'ils n'avaient jamais fumé (1 à 3 kg de plus).

Ne vous compliquez pas la vie avec des régimes aussi alambiqués qu'inefficaces, mais pensez simplement à quelques règles élémentaires comme indiquées ci-dessous :

- prenez le temps de manger à des heures régulières (si possible) et ne grignotez pas entre les repas (voir 1er paragraphe) ;
- privilégiez l'eau naturelle à toute autre boisson. Vin, bière, alcool, soda, sirop, jus de fruit (hors pur jus)... sont très riches en calories ;
- privilégiez les crudités, les légumes, les fruits ;
- le soir, préférez les protéines aux sucres lents (pâtes...) qui peuvent également engendrer des insomnies ;
- en cas de vraie fringale, préférez un fruit (pomme, orange, clémentine,...) à une barre chocolatée par exemple.

Cette liste n'est pas exhaustive et tout cela doit se faire le plus naturellement du monde... comme si vous l'aviez toujours fait.

Pas d'activité sportive intense

Vous êtes non-fumeur depuis quelques jours, vous commencez à vous sentir mieux et/ou vous ressentez que votre corps est « impatient », qu'il a envie de bouger...

Là aussi, ne vous mettez pas martel en tête, ne vous lancez pas dans une activité sportive intense ou violente. Premièrement, cela pourrait vous faire prendre des risques inconsidérés (blessures, fractures, problèmes respiratoires ou cardiaques...) en fonction de votre âge, de votre état et de vos antécédents de santé, de votre tabagisme passé, de votre manque d'entraînement... Deuxièmement, cela ne serait pas forcement la meilleure méthode pour ne pas prendre de poids, et encore moins pour en perdre.

À votre rythme et sans aller jusqu'à l'essoufflement, commencez par préférer la marche à la voiture, pour acheter votre pain par exemple, les escaliers à l'ascenseur, une promenade avec vos enfants et/ou votre chien... à un après-midi « télé »...
Un repère simple : si vous pouvez continuer à parler normalement, sans saccade en continuant votre activité, c'est que vous n'êtes pas essoufflé.
Puis, ensuite et si vous le souhaitez, vous pourrez ressortir le vélo oublié depuis des années au fond du garage (le remettre en état, si nécessaire) ou rechausser les baskets longtemps abandonnées dans un cagibi, à condition qu'elles ne soient pas déformées,...
Là non plus, ne forcez pas. Le but n'est pas pour vous, de gagner le Tour de France ou une médaille d'or aux Jeux Olympiques, mais tout simplement de faire bouger votre corps, de le renforcer (cœur, poumons, muscles, os, système immunitaire,...), d'éliminer stress et tension, de retrouver endurance et souplesse, mais surtout de vous faire plaisir et, éventuellement, de brûler quelques calories en surplus...

Quelques repères

En fonction de votre âge et de vos antécédents médicaux, n'hésitez pas à consulter un médecin afin de faire un bilan, voire un test d'effort, avant de reprendre une activité physique.
Vous pouvez, aussi, vous rapprocher d'une salle de sport qui devrait savoir vous conseiller au mieux, vous permettre de reprendre une activité en douceur, et d'apprendre à mieux vous connaître.
Choisissez une activité qui vous convient et qui convient à votre corps. Par exemple, si vous avez des problèmes de dos, ne pratiquez pas le jogging, mais préférez le vélo.
De nombreux documents et sites Internet traitent du sujet. À titre indicatif, voici quelques repères :

La fréquence cardiaque

Comment mesurer votre pouls ?

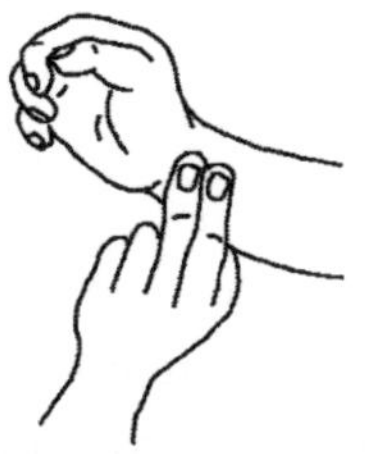

Posez l'index et le majeur de la main gauche (jamais le pouce) sur la face inférieure de votre poignet droit et cherchez le point, où vous ressentez le mieux votre pouls.

À l'aide de la trotteuse de votre montre, comptez le nombre de pulsations pendant 15 secondes et multipliez ce nombre par quatre.

Vous obtenez ainsi votre fréquence cardiaque à la minute.

Au cours de vos exercices physiques, vous pouvez reprendre votre pouls et en surveiller ainsi l'évolution.

Il existe également, pour les plus assidus, des montres effectuant cette mesure en continu.

En théorie, votre fréquence cardiaque maximum à ne pas atteindre (FCM) est égale à [220] moins [votre âge] si vous êtes un homme et à [226] moins [votre âge] si vous êtes une femme. Par exemple, la FMC d'un homme de 50 ans est de 170 pulsations par minute (220-50 = 170) et de 176 pour une femme du même âge.

Au-delà de 70 % de votre FCM (119 pour un homme de 50 ans), vous commencez à brûler directement les calories immédiatement disponibles, avec un risque rapide de fringale. En dessous de 70 % de votre FCM, vous brûlez les calories stockées dans les graisses, et qui en sont extraites au fur et à mesure. Cela explique, en partie, le fait que lorsque vous courrez vite, vous ne pouvez pas aller bien loin, car vous vous retrouvez très vite à cours de calories immédiatement disponibles, cette quantité stockée sous forme de sucre étant très limitée. Alors qu'en marchant, vous pouvez allez bien plus loin, car vous puisez essentiellement les calories dans votre stock de graisses, votre organisme disposant du temps nécessaire pour en faire l'extraction.

Cela explique, également, que pour perdre du poids, il n'est pas nécessaire de se lancer dans une activité physique violente. Cela serait même contre productif car vous ne puiseriez pas les calories

dans votre stock de graisses et, en plus, vous auriez tendance à manger comme quatre pour couper la fringale ressentie.
Important : toutes les calories non utilisées sont transformées et stockées sous forme de graisses.

Les calories

Les besoins énergétiques s'expriment en kilocalories (kcal) et sont variables selon le sexe, l'âge, la corpulence, l'activité, la région, la saison,... Mais, toujours à titre indicatif pour nos régions et avec une activité « normale », l'apport quotidien nécessaire est en moyenne de 2 700 kcal/jour pour l'homme, et de 2 000 pour la femme. Par comparaison, un homme vivant au pôle nord aura besoin de plus de 7 000 kcal/jour. Une partie fixe de ces calories est utilisée pour maintenir la température du corps, pour la digestion, pour les fonctions vitales... et une partie variable selon l'activité.
Ce sont les calories contenues dans les aliments qui fournissent l'énergie au corps humain.
Lorsque vous faites vos courses ou chez vous, amusez-vous à regarder la valeur énergétique des aliments indiquée sur leur emballage. Voici quelques exemples de valeurs énergétiques (hors assaisonnement et sauce) :

concombre = 12
melon = 32
betterave = 40
poulet = 152
bœuf = 240
porc = 288
cabillaud = 68
saumon = 112
thon = 224
haricots verts = 23
pomme de terre = 88
frites = 400
soja = 152
lentilles = 336
pois chiches = 360
yaourt = 90
fromage blanc = 120
camembert = 312
mandarine = 40
poire = 72
banane = 88
margarine = 744
beurre = 752
huile végétale = 900
pain (baguette) = 271
chocolat noir = 516
cacahuètes = 577

Les aliments, pour 100 g et en kcal :
Les boissons en kcal :
1 verre d'eau = 0
10 cl de jus d'orange (pur jus) = 40
½ de bière (25cl) = 112
1 soda (33cl) = 150
1 verre de vin (10cl) = 70
1 rhum (2cl) = 65

Et maintenant, et selon votre activité, ce que vous dépensez en kcal par heure :

ne rien faire = 90
marche (3km/h) = 220
vélo (16km/h) = 450
jogging = 600
aérobic = 870
escalier = 1 150

1 kilo de graisse = 7 000 kcal
1 000 kcal = 142 grammes de graisse

En conclusion

Pensez simplement que toute calorie absorbée doit être dépensée sous peine d'être stockée dans un « coin » de votre organisme et que si vous avalez une tablette de chocolat noir (100 gr), il vous faudra marcher pendant plus de deux heures afin d'éliminer les 516 calories ingurgitées ! N'oubliez jamais que nous sommes faits de ce que nous mangeons.

Pendant toute activité physique et quelle que soit son intensité, n'oubliez pas de vous réhydrater très régulièrement et, selon l'activité pratiquée, pensez aussi à votre confort et à votre sécurité : bonnes chaussures, équipements en bon état et adaptés à votre morphologie et/ou à votre force, protections, vêtements réfléchissants et/ou éclairage... Cela serait vraiment trop stupide de commencer votre vie de non-fumeur en passant d'un comportement à risque à un autre et par un séjour à l'hôpital... Alors que la vie est si belle maintenant !

Mangez de tout et ne vous privez de rien.
Équilibrez vos repas et adaptez-les à votre activité.
Bougez et respirez.
Ne vous focalisez pas sur votre poids d'autant que si vous reprenez l'habitude d'une activité physique, vous allez refaire du muscle et de l'os et que cela pèse aussi.
L'activité physique fait partie des moyens à utiliser pour vivre de façon équilibrée. Pratiquer une activité physique régulièrement offre beaucoup d'avantages et, très rapidement, de nombreux petits « bobos » disparaissent d'eux-mêmes ou sont fortement atténués. L'activité physique agit sur votre condition physique mais également directement sur votre condition psychique, votre moral et vos visites chez le médecin vont, selon votre âge et vos antécédents, en quelques semaines, en quelques mois, être de moins en moins fréquentes.
Avoir une activité physique, c'est aussi, d'une certaine façon, une manière de se soigner.

Une question à poser, un commentaire à faire, un témoignage à laisser,... Connectez-vous sur le blog du livre : www.lelivrepourarreterdefumer.com